L'accès aux médicaments dans les pays en développement

Élisabeth Chamorand

L'accès aux médicaments dans les pays en développement

De 2001 (Déclaration de Doha) à 2013

L'Harmattan

5-7, rue de l'École-Polytechnique ; 75005 Paris

http://www.librairieharmattan.com
diffusion.harmattan@wanadoo.fr
harmattan1@wanadoo.fr

ISBN : 978-2-343-01090-8
EAN : 9782343010908

Sommaire

Chronologie des événements concernant l'accès aux médicaments de 1995 à 2013

1994 - Création de l'Organisation mondiale du commerce (OMC) à la fin du cycle de l'Uruguay. Accord sur les Aspects des droits de la propriété intelectuelle liés au commerce (ADPIC).

1995 (1er janvier) - Entrée en vigueur de l'OMC.

1995 - Création de l'organisation mondiale du commerce (OMC) à la fin du cycle de l'Uruguay et accord sur les aspects des droits de la propriété intellectuelle liés au commerce (ADPIC) : généralisation du système américain de la durée de protection des inventions.

1996 (mai) - L'Assemblée mondiale de la santé, dans une résolution sur la stratégie pharmaceutique révisée, demande à l'Organisation mondiale de la santé (OMS) *« de faire un rapport sur l'impact de l'activité de l'OMC concernant les politiques pharmaceutiques nationales et les médicaments essentiels, et de formuler des recommandations, si besoin est, au sujet de la collaboration entre l'OMC et l'OMS »* (résolution WHA 49.14). Cette résolution conduit l'OMS à publier son premier ouvrage (Velasquez G., Boulet P., Mondialisation et accès aux médicaments : Perspectives sur l'accord ADPIC de l'OMC, version révisée, 1999) sur la façon d'appliquer l'Accord sur les ADPIC.

1996 - Le Brésil offre des antirétroviraux gratuits aux brésiliens séropositifs.

1998-1939 - Des entreprises pharmaceutiques intentent un procès au gouvernement de l'Afrique du Sud sous prétexte que la législation sud-africaine viole l'Accord sur les ADPIC ; manifestations d'ACT UP aux Etats-Unis contre le candidat Al Gore, conduisant à un changement de la politique de l'administration Clinton en mai 2000 concernant l'accès aux médicaments en Afrique subsaharienne.

2000 (octobre) - Signature du traité de libre-échange Etats-Unis-Jordanie qui renforce la protection de la propriété intellectuelle au-delà de ce qu'exige l'Accord sur les ADPIC (ADPIC-plus).

2001 (février) - La compagnie pharmaceutique indienne Cipla parvient à produire par ingénierie inverse la première trithérapie contre le SIDA à un prix très inférieur à celui des médicaments princeps des grands laboratoires.

2001 (février) - Les Etats-Unis demandent à l'Organe de règlement des différends de l'OMC de décider si une loi brésilienne contraignant les détenteurs de brevets à fabriquer leurs produits au Brésil, violait l'Accord sur les ADPIC.

2001 (avril) - Sous la pression de l'opinion internationale, les 39 compagnies pharmaceutiques renoncent à leur procès contre l'Afrique du Sud.

2001 (juin) - Les Etats-Unis retirent leur plainte contre le Brésil.

2001 (juin) - Session spéciale sur le SIDA de l'Assemblée générale des Nations unies qui s'engage à créer un Fonds mondial de lutte contre le SIDA, la tuberculose (TB) et le paludisme.

2001 (novembre) - Rencontre ministérielle de l'OMC à Doha : adoption de la Déclaration sur l'Accord sur les ADPIC et la santé publique.

2002 (janvier) - Création du Fonds mondial de lutte contre le SIDA, la TB et le paludisme (environ 57% de l'argent en moyenne sont consacrés à la lutte contre le VIH/SIDA) .

2002 (mai) - Le Zimbabwe, invoquant une crise sanitaire, émet une licence obligatoire lui permettant de produire, d'utiliser et d'importer des ARV.

2002 (septembre) - La Commission britannique sur les droits de propriété intellectuelle publie un rapport très critique de l'Accord sur les ADPIC concernant l'accès aux médicaments.

2003 - La Thaïlande offre des traitements gratuits aux Thaïs séropositifs.

2003 - Lancement du programme américain de lutte contre le SIDA dans 15 pays à faibles revenus : US President's Emergency Plan for AIDS Relief (PEPFAR) .

2003 (juillet) - Lancement d'une organisation à but non lucratif destinée à développer des médicaments pour les maladies négligées : Drugs for Neglected Diseases Initiative (DNDI) .

2003 (août) - L'OMC autorise la production de médicaments destinés à l'exportation sous licence obligatoire.

2003 (décembre) - L'OMS approuve la trithérapie de CIPLA.

2005 (mars) - L'Inde modifie sa législation de 1970 pour se conformer à l'Accord sur les ADPIC et introduire des brevets sur les produits pharmaceutiques ; elle adopte des critères élevés de brevetabilité.

2006 (janvier) - Le Bureau des brevets de l'Inde rejette la demande de brevet de Novartis pour son médicament anticancéreux Glivec.

2006 (mai) - Novartis intente un procès au gouvernement indien à propos de la section 3d qui permet à l'Inde de rejeter des demandes de brevets pour des motifs frivoles.

2006 (septembre) - Création de UNITAID à l'initiative de la France et du Brésil, auxquels se joignent le Grande Bretagne, le Chili et la Norvège, pour financer la lutte contre le SIDA grâce à une taxe sur les billets d'avion.

2006 (octobre) - La Commission européenne annonce sa nouvelle stratégie commerciale : Une Europe compétitive dans une économie mondialisée (renforcement de la protection de la propriété intellectuelle, recherche de nouveaux débouchés et ratification de traités de libre-échange avec de nombreux pays en développement) .

2006 (novembre) - La Thaïlande émet une licence obligatoire pour l'ARV efavirenz.

2007 (janvier) - La Thaïlande émet des licences obligatoires pour l'ARV lopinavir/ritonavir (nom commercial Kaletra) d'Abbott ainsi que pour un médicament pour le cœur, le clopidogrel de Sanofi-Aventis, commercialisé sous le nom de Plavix.

2007 (mai) - Le Brésil émet une licence obligatoire pour l'ARV efavirenz.

2007 (juin) - Début des négociations en vue d'un accord de libre-échange Union européenne-Inde.

2007 (octobre) - Le Canada émet une licence obligatoire pour la production d'une trithérapie destinée à être exportée au Rwanda.

2007-2008 - Début des négociations sur un accord multilatéral anti-contrefaçon, l'ACAC.

2008 - La Thaïlande émet des licences obligatoires pour quatre anticancéreux.

2008 (mai) - L'Assemblée mondiale de la santé adopte la Stratégie mondiale et le plan d'action sur la santé publique, l'innovation et la propriété intellectuelle.

2008-2009 - Saisie de médicaments génériques indiens par les douanes de plusieurs pays européens.

2009 - L'administration Obama engage des négociations sur un Partenariat transpacifique (TPP en anglais) avec huit pays de la région Asie-Pacifique.

2010 - L'Equateur octroie une première licence obligatoire permettant l'importation du ritonavir (un des 2 composants du Kaletra) d'Inde.

2010 (mai) - L'Assemblée mondiale de la santé décide la création d'un nouveau groupe de travail d'experts, le CEWG, considérant que le groupe de travail précédent s'est totalement discrédité.

2011 (juin) - Sommet de haut niveau de l'Assemblée des Nations unies sur le VIH/SIDA à New York.

2011 (septembre) - Réunion de haut niveau de l'Assemblée des Nations unies sur les maladies non transmissibles.

2011 (novembre) - Le CEWG recommande une convention internationale contraignante en matière de recherche et développement (RD) pour permettre aux pays en développement d'avoir accès aux médicaments innovants et de développer des médicaments pour les maladies négligées.

2012 (mars) - Pour la première fois, l'Inde émet une licence obligatoire pour un anticancéreux du laboratoire Bayer.

2012 (mai) - A l'Assemblée mondiale de la santé, les Etats-Unis et des Etats européens s'opposent à tout accord sur un mécanisme de financement public de RD.

2012 (juin) - La Chine annonce avoir revu sa législation sur la propriété intellectuelle afin de pouvoir produire des copies génériques de médicaments brevetés.

2012 (juin) - 15e cycle de négociations sur un ALE Union européenne-Inde.

2012 (4 juillet) - Le Parlement européen rejette l'ACAC.

2012 (3 septembre) - Nouvelle réglementation indonésienne permettant la production et l'importation de 7 génériques de deuxième ligne contre le SIDA et l'hépatite B.

2012 (11 septembre) - Novartis devant la Cour suprême de l'Inde à propos de la section 3d de la législation indienne sur les brevets.

2012 (novembre) - Les pays les moins avancés demandent à la réunion du Conseil des ADPIC de ne pas avoir à se conformer à l'Accord sur les ADPIC tant qu'ils ne seront pas sortis du sous-développement, et d'éliminer les dispositions sur la propriété intellectuelle déjà en vigueur.

2013 (mars) - 16e cycle de négociations en vue d'un Partenariat transpacifique à Singapour.

2013 (1er avril) - La Cour suprême de l'Inde rejette la demande de brevet de Novartis sur l'anticancéreux Glivec.

« Le coût des médicaments n'est qu'un des problèmes auxquels sont confrontés les pays pauvres. Des dépenses publiques inadéquates et inéquitables pour les infrastructures de santé, une planification défaillante, l'absence de priorité donnée aux interventions préventives, et une organisation inefficace des soins, sont aussi des facteurs qui contribuent aux problèmes. Mais le prix des médicaments essentiels est un facteur vital en santé publique. »

Oxfam, Cut the Cost, février 2001, p 5

« Le pays (l'Inde) ne peut pas payer les prix monopolistiques que demandent les multinationales. Nous sommes prêts à payer 4% sur les ventes comme redevance à la compagnie innovatrice. Le Canada avait une politique semblable jusqu'en 2012 selon le projet de loi s91, ainsi donc pourquoi faire tant d'histoires aujourd'hui ? Il nous faut décider notre destinée. Ce n'est pas à Washington ou à Londres d'en décider. »

Y.K.Hamied, Directeur de Cipla, Forbes, juillet 2012.

« Le marché seul ne conduira pas au développement de suffisamment de nouveaux biens et de nouvelles technologies qui soient appropriés et d'un coût abordable pour traiter ces maladies... Le soutien et le financement du secteur public sont nécessaires quand le marché ne fournit pas suffisamment de biens publics »

Déclaration sur la stratégie pour la recherche à l'horizon 2020 de l'Union européenne

MSF, DNDI, HealthGAP : Propositions pour un système mondial d'innovation qui réponde aux besoins des malades et assure à la fois l'innovation et l'accès, 22 juillet 2012, XIXe rencontre internationale sur le SIDA à Washington D.C.

Introduction

Les programmes d'ajustement structurel imposés par le Fonds monétaire international (FMI) et la Banque mondiale, comme conditions à des prêts aux pays endettés entraînèrent une crise sanitaire dans les pays en développement dès les années 80. Les réformes préconisées par ces institutions internationales exigeaient la réduction des dépenses de l'Etat, la privatisation des services publics, la déréglementation, la libéralisation du commerce conduisant à l'ouverture des marchés et à une production tournée vers l'exportation. Elles creusèrent les inégalités socio-économiques ; les conditions de vie de la majorité des Africains devinrent plus précaires et le revenu par habitant baissa de 25% dans la plus grande partie de l'Afrique subsaharienne[1] ; en même temps que les populations étaient appauvries, le démantèlement des services publics de santé existants et l'introduction de frais de santé à la charge des utilisateurs privèrent le plus grand nombre d'un accès aux soins, avec comme conséquence une détérioration de la santé des populations. Alors que la pandémie de SIDA commençait à ravager l'Afrique, dans les 48 pays les plus pauvres du continent africain, les dépenses de santé baissèrent de 50% durant ces années 80. Dans les années 90, la plupart des pays africains dépensaient plus pour rembourser leur dette à des créanciers étrangers qu'ils ne consacraient d'argent à la santé ou à l'éducation. En 2002, dans la moitié des 26 pays, dont la dette avait été allégée à la suite d'une initiative prise en 1996, la part du budget consacrée au remboursement de cette dette était plus importante que celle consacrée à la santé publique[2], alors même que l'épidémie de VIH/SIDA causait la mort d'un million de personnes dans ces pays fortement endettés. De 60 à 80% du coût des médicaments étant à la charge des foyers à revenus modestes dans les pays les moins avancés, de nombreuses familles pauvres furent contraintes de faire des choix douloureux et s'enfoncèrent un peu plus dans la misère[3].

A partir de 1995, la crise sanitaire fut encore aggravée par le renchérissement des nouveaux médicaments, conséquence directe de l'Accord sur les Aspects des droits de propriété intellectuelle qui touchent au commerce (ADPIC ou TRIPS en anglais), accord obtenu par quelques multinationales, dont les firmes pharmaceutiques, qui imposèrent leurs exigences aux pays en développement : elles introduisirent la protection de la propriété intellectuelle dans les négociations du cycle de l'Uruguay qui instituèrent l'Organisation mondiale du commerce (OMC) et l'Accord sur les ADPIC en 1994. Cet accord instaurait une protection de vingt ans pour les nouveaux médicaments des grandes entreprises pharmaceutiques en interdisant la production, l'importation ou la vente de copies génériques de médicaments princeps durant ces vingt ans, assurant ainsi aux multinationales pharmaceutiques une rente monopolistique alors même que l'OMC prêchait la libéralisation du commerce mondial. Le renforcement des droits de propriété intellectuelle permettait aux grands laboratoires de fixer des prix excessivement élevés pour leurs nouveaux médicaments, rendant l'accès aux traitements inabordable, même pour des gouvernements soucieux d'améliorer la santé publique ; il permettait aux Etats-Unis, à l'Union européenne, à la Suisse et au Japon et à leurs industries pharmaceutiques d'utiliser la menace de représailles commerciales ou de procès, si les pays en développement cherchaient à utiliser les clauses de sauvegarde de santé publique-licences obligatoires et importations parallèles-ou s'ils ne modifiaient pas leur législation pour satisfaire aux exigences des pays riches et de leurs industries pharmaceutiques en matière de propriété intellectuelle ; (on parle de licence obligatoire lorsque les pouvoirs publics autorisent un tiers à fabriquer une copie générique d'un médicament princeps sans l'autorisation du détenteur du brevet, moyennant une modeste redevance au détenteur du brevet ; par importation parallèle, on entend l'importation ou la revente dans un pays, sans l'autorisation du titulaire du brevet, d'un médicament sous brevet qui a été mis sur le marché du pays exportateur par le titulaire du brevet).

L'Accord sur les ADPIC constituait une menace à court et moyen termes pour tous les malades qui avaient besoin de médicaments de substitution innovants parce que leurs médicaments de première ligne, les antibiotiques ou les antirétroviraux (ARV), devenaient inopérants pour traiter des maladies comme la pneumonie ou le SIDA responsables de millions de décès selon un rapport de l'OMS de 2000. En 2001, Oxfam, Médecins sans frontières (MSF) et Third world network (TWN) rappelaient que 14 millions d'êtres humains meurent chaque année de maladies curables, et ajoutaient que le nombre de décès pourrait être réduit si des médicaments peu coûteux étaient disponibles[4]. Plus de 12 millions d'enfants africains avaient perdu un de leurs deux parents ou les deux à la fin de l'année 2000 [5]. En 2001, 2,3 millions de personnes étaient mortes du SIDA. En 2002, il y avait plus de 36 millions de séropositifs, la majorité en Afrique subsaharienne, mais le coût des antirétroviraux était si exorbitant qu'ils ne pouvaient pas être soignés et qu'on comptait plus de 8000 décès par jour. Pour n'importe quelle maladie, le coût des médicaments était un obstacle majeur, même si dans l'accès aux soins d'autres facteurs comme des infrastructures de santé défaillantes ou inexistantes, le manque de personnel soignant et l'absence de médicaments appropriés contribuaient aussi à la crise sanitaire.

De 1999 à 2001, la mobilisation en faveur du gouvernement sud-africain, menacé de sanctions par les Etats-Unis parce qu'il voulait introduire une clause de sauvegarde de santé publique dans sa législation afin de se procurer des antirétroviraux génériques, s'amplifie au point qu'au printemps 2001, l'opinion publique internationale contraint 39 compagnies pharmaceutiques à renoncer au procès intenté aux représentants de l'Afrique du Sud. Puis, à la rencontre ministérielle de l'OMC à Doha en novembre

2001, en réponse à la pression des Etats-Unis sur les pays en développement, la mobilisation internationale conduit à des clarifications concernant le droit de chaque membre de l'OMC d'avoir recours à des licences obligatoires et des importations parallèles, et de *« déterminer les motifs pour lesquels de telles licences sont accordées »* (paragraphe 5 de la Déclaration de Doha). Les pays en développement avaient la possibilité d'adopter une législation privilégiant la santé publique : l'Accord sur les ADPIC *« peut et devrait être interprété et mis en œuvre d'une manière qui appuie le droit des membres de l'OMC de protéger la santé publique et, en particulier, de promouvoir l'accès de tous aux médicaments »* (paragraphe 4 de la Déclaration de Doha). La Déclaration de Doha visait à rétablir un équilibre entre les intérêts commerciaux des entreprises pharmaceutiques et le droit de tous à la santé : aucun pays en développement n'avait jusqu'alors opté pour une licence obligatoire afin d'avoir accès à un médicament générique. De plus, les pays les moins avancés n'étaient plus contraints de se conformer à l'Accord sur les ADPIC en 2005, mais en juillet 2013, et en ce qui concernait les produits pharmaceutiques, en janvier 2016.

La Déclaration de Doha parut marquer un tournant aux yeux de ceux qui luttaient pour l'accès aux médicaments des deux milliards d'êtres humains qui en étaient privés en 2000 ; elle semblait avoir renforcé le droit des pays en développement de protéger la santé publique. Qu'en a-t-il été au cours de la dernière décennie ? Comment les forces en présence-d'un côté les pays les plus développés du nord et leurs puissantes industries pharmaceutiques, et de l'autre les pays en développement dont les plus pauvres, toujours soumis aux conditions draconiennes du FMI et de la Banque mondiale, et fragilisés par la libéralisation du commerce international-comment ces forces sont-elles parvenues à utiliser le système mis en place par l'Accord sur les ADPIC, à le compléter ou à le remplacer par un autre système de recherche et de développement (RD) ?

Chapitre 1 : La politique commerciale des Etats-Unis et de l'Union européenne après la Déclaration de Doha

- La politique commerciale des Etats-Unis

Même si les représentants des Etats-Unis à Doha signèrent la Déclaration de Doha, elle ne modifia pas la politique américaine : les intérêts commerciaux des multinationales pharmaceutiques l'emportaient sur toute considération humanitaire. Les quelques dons de médicaments ciblaient des catégories restreintes de malades pendant un court laps de temps. Les réductions de prix offertes étaient destinées à écarter le danger de la concurrence de génériques ou d'un procès à propos d'un brevet, et parfois, n'avaient qu'une valeur publicitaire étant donné que les multinationales n'avaient même pas pris la peine d'enregistrer leurs médicaments ou de commencer leur commercialisation dans les pays susceptibles d'obtenir des réductions de prix. Même si les pays les moins avancés ne représentaient pas de débouchés importants pour les médicaments princeps qui n'étaient financièrement accessibles qu'aux élites locales, les multinationales pharmaceutiques étaient déterminées à lutter contre la concurrence des génériques, à ce stade, même dans les pays les plus pauvres.

C'est ce qui explique la position intraitable des Etats-Unis et plus généralement des pays riches à l'OMC sur la question du paragraphe 6 de la Déclaration de Doha à propos des pays *« ayant des capacités de fabrication insuffisantes ou n'en disposant pas dans le secteur pharmaceutique »* et qui *« pourraient avoir des difficultés à recourir de manière effective aux licences obligatoires »* . Alors que des pays en développement et en particulier les Etats africains proposaient une solution simple – un amendement à la clause 30 de l'Accord sur les ADPIC-pour permettre à un pays producteur de génériques d'exporter des génériques vers des pays qui en auraient besoin, les Etats-Unis se sont systématiquement opposés à toute solution proposée. En effet, des pays qui produisent des génériques comme l'Inde, étant appelés à se conformer aux règles de l'Accord sur les ADPIC à partir de 2005, ne seraient plus alors autorisés à produire et exporter des versions génériques de produits innovants sous brevet ; seul le recours à une licence obligatoire leur permettrait de faire des copies de médicaments princeps ; mais l'Accord sur les ADPIC ne les autorisait alors à exporter que moins de 50% de leur production de génériques ; quant au pays importateur, il lui fallait rencontrer le même problème sanitaire que le pays exportateur pour pouvoir compter sur la possibilité d'importer un médicament générique. La majorité des pays en développement ne disposant pas de capacité de production seraient ainsi privés de médicaments génériques. Les négociations au Conseil de l'OMC, entamées en mars 2002, vont continuer bien au-delà de la date fixée par la Déclaration de Doha, et n'ont abouti en 2003, à la rencontre ministérielle de l'OMC à Cancun, qu'à une procédure si compliquée et si peu viable que ce n'est qu'en 2008 qu'un seul pays, le Rwanda, a pu l'utiliser pour importer du Canada la copie d'un médicament breveté.

La Déclaration de Doha ne changea pas la politique des Etats-Unis et de l'Union européenne qui ont eu recours à des accords de libre-échange (ALE) pour contourner les engagements pris en novembre 2001 à Doha. Ces traités bilatéraux, qui s'élevaient dès 2002 à environ 28 pour les seuls ALE signés par les Etats-Unis[6], imposaient une protection de la propriété intellectuelle bien plus rigoureuse que celle de l'Accord sur les ADPIC, d'où l'appellation ADPIC-plus pour désigner ces clauses de protection de la propriété intellectuelle. Signés par quelques officiels du secteur commercial, sans que la population soit mise au courant de ces clauses et de leurs répercussions sur la santé publique, ces accords visaient tous à rendre les clauses de sauvegarde inopérantes et à prolonger la durée des brevets au-delà de 20 ans, et ainsi à dissuader les entreprises de génériques de concurrencer les multinationales pharmaceutiques. Une des mesures ADPIC-plus couramment employée, la protection exclusive des données scientifiques, empêche les autorités de gestion des médicaments d'utiliser les données des tests scientifiques d'un médicament breveté pour approuver la commercialisation d'un médicament générique pourtant déclaré bio-équivalent à l'original ; cette mesure bloque la concurrence générique pendant 5 ans ou plus (et 3 ans de plus pour tout nouvel usage de la molécule) et ne permet pas le recours à une licence obligatoire en l'absence de brevet. Dans un rapport d'avril 2007, Rien que des coûts, pas de bénéfices, Oxfam a étudié le cas de la Jordanie, premier pays à avoir accepté des clauses ADPIC-plus un mois après Doha en décembre 2001 dans le traité bilatéral signé avec les Etats-Unis. Sur les 103 médicaments enregistrés depuis 2001, au moins 79% n'ont pas de concurrent générique en raison de l'exclusivité des données scientifiques. L'augmentation de 20% du prix des médicaments, conséquence de cette absence de concurrence, qui aurait coûté 18 millions de dollars aux consommateurs jordaniens sur une période de 5 ans, selon un rapport de Medicines Transparency Alliance de 2012, a réduit l'accès des plus pauvres aux traitements. De plus, l'ALE n'a pas encouragé les investissements directs dans l'industrie pharmaceutique locale, comme le promettaient les négociateurs américains, et n'a pas stimulé les activités locales de RD. Dans un pays où les maladies non contagieuses graves sont en augmentation, *« le gouvernement jordanien sera incapable de compenser le prix plus élevé des médicaments en utilisant des sauvegardes de santé publique qui encouragent la concurrence générique »* [7]. Des clauses semblables très restrictives (possibilité d'allonger la durée des brevets de 5 à 10 ans au-delà de la limite légale de 20 ans, pas d'accès aux données scientifiques de tests durant toute la période où le médicament est protégé par un brevet) sont incluses dans l'ALE, CAFTA, (Central America Free Trade Agreement), signé par les Etats-Unis avec six pays d'Amérique centrale, le Costa Rica, le Salvador, le Guatemala, le Honduras, le Nicaragua et la République dominicaine, et ratifié par le Congrès en 2005. Cet ALE a représenté une grande victoire pour les géants de l'industrie pharmaceutique aux dépens des populations pauvres de l'Amérique centrale qui ne sont pas en mesure de payer des médicaments princeps qui coûtent jusqu'à 22 fois le prix de génériques. La ratification de ce traité allait entraîner la mort de milliers de séropositifs qui, en l'absence d'ARV génériques, ne pouvaient plus être soignés. L'administration Bush a même exigé des réformes constitutionnelles avant que CAFTA n'entre en vigueur afin de renforcer la protection des droits de propriété intellectuelle. Dans un article de la revue américaine Health Affairs[8], deux chercheurs, qui ont étudié les effets de CAFTA sur le Guatemala, révèlent que les clauses de propriété intellectuelle ont réduit l'accès à des génériques déjà commercialisés et retardé la commercialisation d'autres génériques. Certains médicaments princeps affronteront la concurrence de génériques aux Etats-Unis avant même que des versions génériques de ces mêmes médicaments ne soient disponibles au Guatemala. En 2006, l'administration Bush a signé un ALE avec le Pérou qui fut ratifié par le Congrès en décembre 2007 ; les clauses de propriété intellectuelle ont entraîné une hausse du prix des anticancéreux allant jusqu'à 64% en 2010, essentiellement à la charge du secteur public, les malades ne pouvant pas se payer des médicaments aussi coûteux[9].

La pression de l'industrie pharmaceutique américaine et de son puissant lobby, the Pharmaceutical Research and Manufacturers of America (PhRMA) , a conduit le Congrès à lier la protection de la propriété intellectuelle et le système de tarifs préférentiels accordés par le gouvernement américain à des partenaires commerciaux : en 1988 fut introduite la clause Special 301 qui stipule que le Représentant américain au commerce extérieur (USTR) doit établir chaque année trois listes (Priority Foreign Countries / Priority Watch List / Watch List) des pays qui n'accordent pas de protection suffisante de la propriété intellectuelle aux firmes américaines, afin que ces pays prennent les mesures requises pour éviter des sanctions commerciales, dont des droits de douane élevés ou la fin ou la réduction de programmes de USAID (agence américaine d'aide pour le développement international) . Le premier rapport parut en 1989. C'est PhRMA qui chaque année dresse la liste des pays sanctionnés pour avoir nui aux intérêts de l'industrie pharmaceutique américaine selon une interprétation stricte de l'Accord sur les ADPIC ou les clauses ADPIC-plus d'ALE précédemment signés. Ce système d'évaluation de la protection de la propriété intellectuelle, mis en place sous l'administration Reagan, a perduré et constitue un moyen de pression des Etats-Unis que craignent la plupart des pays en développement. Sous la pression commerciale et diplomatique des Etats-Unis, certains pays se sont même engagés à faire appliquer la protection de la propriété intellectuelle avant les dates limites fixées pour la mise en œuvre de l'Accord sur les ADPIC pour les produits pharmaceutiques, 2005 pour les pays émergents comme le Brésil, 2016 pour les pays les moins avancés comme le Cambodge. Une coalition de multinationales pharmaceutiques fit adopter une loi sur la propriété intellectuelle au Brésil dès 1997 ; quant au Cambodge, lors de son accession à l'OMC en 2003, il fut pressé par les Etats-Unis d'intégrer la protection de la propriété intellectuelle dans sa législation dès 2007. PhRMA a aussi œuvré en coulisses pour que le gouvernement américain, notamment l'USAID par le biais de l'assistance technique, mais aussi grâce à son influence au sein de l'agence onusienne, l'Organisation mondiale de la protection intellectuelle (OMPI), encourage des pays en développement à adopter une législation plus stricte en matière de protection de la propriété intellectuelle et limite ainsi la concurrence des médicaments génériques. PhRMA a ainsi contribué à l'élaboration de clauses ADPIC-plus dans les négociations de l'ALE avec la Jordanie[10] en 2001, puis de l'ALE avec Singapour en 2003 et s'est félicité que cet ALE serve de modèle dans les négociations à venir avec d'autres pays. Pour le comité consultatif de PhRMA sur les droits de propriété intellectuelle, *« les négociations en vue d'un ALE sont l'approche la plus efficace actuellement disponible pour les Etats-Unis d'améliorer la protection de la propriété intellectuelle dans le monde »* [11].

Cette politique commerciale dictée par les intérêts des plus grandes compagnies pharmaceutiques a eu des conséquences désastreuses pour la santé publique et en particulier pour la lutte contre l'épidémie de VIH/SIDA au début du XXIe siècle. Alors que l'Afrique subsaharienne avait besoin d'ARV génériques, des multinationales pharmaceutiques ont réussi à conclure un partenariat « Accès accéléré » avec des agences des Nations unies dont l'ONUSIDA, qui leur a permis de s'opposer à la concurrence des génériques et de ne pas appliquer d'importantes réductions du prix des ARV dans les pays les plus pauvres de l'Afrique : en 2002, seulement un malade sur 100 avait accès à des ARV de première ligne. Bien que l'Afrique subsaharienne représentât alors un marché de moins de 1% des ventes de médicaments, selon Médecins sans frontières (MSF) , la moitié des Africains infectés par le VIH/SIDA vivaient dans des pays où les brevets constituaient des barrières importantes à l'accès aux ARV[12]. Un certain nombre de pays très pauvres sont toutefois parvenus à importer des ARV génériques de première ligne de l'Inde, de la Thaïlande et du Brésil, soit parce qu'ils ont fait valoir leur droit à ne pas se conformer à l'Accord sur les ADPIC avant 2016, soit en invoquant une crise sanitaire, ou les besoins du secteur public, mais les obstacles que constituaient les brevets ainsi que le refus des pays riches de subventionner rapidement l'achat de génériques ont retardé la mise en route de programmes de soins et coûté la vie à des millions d'Africains chaque année. En septembre 2003, le représentant de l'ONU chargé de la question du SIDA en Afrique, Stephen Lewis, rappelait que les dépenses militaires des pays riches s'élevaient alors à 600 milliards de dollars par an, alors que l'Afrique avait moins d'un milliard pour lutter contre le SIDA[13]. A la conférence internationale sur le VIH/ SIDA à Bangkok en juillet 2004, MSF témoigne qu'il est possible de soigner des malades à un stade avancé de leur maladie dans un environnement aux ressources réduites, en s'appuyant sur les communautés locales, mais que l'aide internationale (le Fonds mondial de lutte contre le sida, la tuberculose et le paludisme, le programme américain de lutte contre le SIDA, the President's Emergency Plan for AIDS Relief (PEPFAR) , ainsi que les programmes de l'UNICEF) ne représente alors qu'une fraction de l'argent nécessaire pour enrayer l'épidémie. Lorsqu'en 2006 l'OMS recommande de nouveaux ARV aux effets moins toxiques, ces médicaments ne sont pas disponibles en Afrique : un an après la mise sur le marché d'une version améliorée du lopinavir/ritonavir (Kaletra) par Abbott, la firme ne l'a enregistrée dans aucun pays en développement[14] ; ou ces médicaments sont à un prix inabordable, de 9 à 19 fois le prix de médicaments de première ligne faute de versions génériques. Alors que dans les pays développés la transmission du SIDA de la mère à l'enfant a presque complètement disparu grâce à la trithérapie, une seule dose de nevirapine, donnée aux femmes des pays pauvres et à leur bébé à la naissance, ne réduit le risque de transmission du VIH au bébé que de 40%, et augmente la résistance à un traitement antirétroviral pour la mère[15].

Tandis qu'ils freinaient l'exportation de génériques vers les pays les moins avancés, les Etats-Unis n'ont pas hésité à entrer en conflit ouvert avec des pays émergents comme le Brésil et la Thaïlande qui ont la capacité de produire et d'exporter des génériques et d'aider des pays pauvres par des transferts de technologie, ceci afin de les contraindre à obtempérer dans la mesure où des menaces de rétorsions économiques proférées à de nombreuses reprises se révélaient inopérantes.

- Le Brésil

Dans le bras de fer qui a opposé le Brésil aux multinationales pharmaceutiques à propos du coût élevé des ARV sous brevet, le Brésil pouvait compter sur sa capacité de produire des génériques à un coût abordable, en particulier dans son laboratoire pharmaceutique public Farmanguinhos. Il lui fut ainsi possible d'assurer l'accès gratuit aux ARV à partir de 1996. Le nombre de personnes infectées par le VIH qui pouvaient avoir accès à un traitement ne fit qu'augmenter ; en 2004, 153 000 Brésiliens avaient accès aux ARV ; de 1996 à 2004, le programme brésilien réussit à réduire la mortalité des malades du SIDA de 50%, et les hospitalisations dues au SIDA de 80%. En février 2001, les Etats-Unis, estimant que la législation brésilienne lésait leurs compagnies pharmaceutiques en exigeant qu'elles produisent leurs médicaments sous brevet au Brésil, demandèrent à l'Organe de règlement des différends de l'OMC d'arbitrer le conflit ; mais comme pour l'Afrique du Sud en 2001, sous la pression de l'opinion publique internationale, les Etats-Unis décidèrent de retirer leur plainte quelques mois plus tard. Après l'échec de cette tentative d'intimidation, les entreprises pharmaceutiques vont mener une guerre des prix à ce pays qui s'enorgueillit de son programme de lutte contre le VIH/SIDA, et contraindre le Brésil à consacrer une part importante de son budget de la santé à l'achat d'ARV sous brevet. En 2001, 63% des ARV étaient produits par des entreprises brésiliennes et 37% par des firmes étrangères, mais ces 37% représentaient 57% des dépenses de santé pour des ARV[16]. Dès lors, pour maintenir l'accès gratuit aux ARV tout en essayant de préserver ses exportations vers les Etats-Unis, le Brésil menace en 2001, en 2003, et en 2005, d'avoir recours à des licences obligatoires si les multinationales pharmaceutiques ne réduisent pas leurs prix, très supérieurs à ceux offerts aux pays en développement. Il obtient des réductions, mais les ARV grèvent son budget de la santé ; en effet, *« plus de 60% du budget consacré aux ARV était pour l'achat de seulement 3 ARV : efavirenz (Stocrin de Merck) tenofovir (Viread de Gilead) et lopinavir/ritonavir (Kaletra de Abbott) »* [17]. Le coût des dépenses pour des ARV sous brevet était passé de 57% des dépenses d'ARV à 78.6%. Pour la première fois, en mai 2007, après des mois de négociations et une réduction seulement de 2% proposée par Merck, le gouvernement brésilien suit l'exemple donné par le gouvernement thaïlandais en novembre 2006, et a recours à une licence obligatoire pour importer de l'Inde une version générique de l'efavirenz au prix de 165 dollars par malade et par an, au lieu de 580 dollars[18]. Le décret ministériel justifiait le recours à une licence obligatoire *« pour sauver la continuité de l'accès universel et gratuit à tous les médicaments nécessaires au traitement des personnes infectées par le VIH/SIDA »* [19]. La décision d'avoir enfin recours à une licence obligatoire est saluée comme une victoire par les associations de malades et les ONG qui les soutiennent. L'année suivante, le Bureau brésilien des brevets rejette la demande de brevet pour le tenofovir de Gilead pour son manque de réelle innovation, ce qui permet au Brésil de l'importer avant d'être en mesure de le produire, pour une fraction du prix de Gilead. En Inde, où des organisations de malades et des ONG mènent le même combat contre Gilead, cette nouvelle victoire obtenue par le Brésil est un précédent important.

- La Thaïlande

Grâce aux entreprises pharmaceutiques thaïlandaises et en particulier au laboratoire pharmaceutique public GPO (Government Pharlaceutical Oranization) , en l'absence de brevets, la Thaïlande a pu assurer l'accès aux ARV de première ligne à sa population à partir de l'automne 2003. Le conflit avec la firme américaine Bristol-Myers Squibb à propos du DDI (didanosine) et les menaces directes de l'ambassadeur américain en Thaïlande, si le pays avait recours à une licence obligatoire, avaient contraint le GPO, à produire le DDI en poudre et non pas en comprimés, et à renoncer ainsi à une réduction de 40% du coût du médicament. Mais, selon Gaëlle Krikorian du Trans-Atlantic Consumer Dialogue, ce conflit *« a favorisé l'acquisition d'une forte expertise en matière de propriété intellectuelle et d'accès aux médicaments au sein de la société civile thaïlandaise... En un sens, les offensives des détenteurs de droits de propriété et du gouvernement américain qui les soutenait ont favorisé l'émergence d'une résistance informée et organisée »* [20]. Cette résistance prend la forme d'une mobilisation massive en 2006 contre le traité de libre-échange que négocient les Etats-Unis avec la Thaïlande, notamment contre les exigences américaines en matière de propriété intellectuelle, si bien que, confrontée à la difficulté d'assurer l'accès aux ARV de seconde ligne d'un coût prohibitif, la Thaïlande prend la décision en novembre 2006 et en janvier 2007, d'émettre des licences obligatoires pour l'efavirenz de Merck, le lopinavir/ ritonavir d'Abbott, le clopidogrel, un anticoagulant de Sanofi-Aventis commercialisé par BMS, qui vont permettre de soigner gratuitement les malades dans le secteur public. En 2008, quatre nouvelles licences obligatoires sont octroyées pour des anticancéreux. C'est alors une levée de boucliers de la part du gouvernement américain de concert avec le Commissaire au commerce de l'Union européenne, Peter Mandelson, et de la part des firmes américaines et des media qui les soutiennent, comme le Wall Street Journal, en dépit du fait que la légalité de ce recours aux flexibilités de l'Accord sur les ADPIC a été confirmée par la Déclaration de Doha. Le USTR place la Thaïlande sur la Priority Watch List année après année. Abbott prend même des mesures de rétorsion en refusant de vendre de nouveaux médicaments à la Thaïlande, dont la nouvelle version du lopinavir/ritonavir qui n'a pas besoin d'être réfrigérée, puis en ayant recours à des réductions de prix destinées à décourager les industries de génériques de pénétrer sur ce marché : Abbott réduit le prix de son médicament de plus de la moitié pour 45 pays aux revenus faibles ou intermédiaires, à l'exception de la Thaïlande. Si l'ambassadeur des Etats-Unis se réjouit des mesures de rétorsion de la firme américaine Abbott, celle-ci est alors universellement condamnée par les pays en développement et les ONG qui les soutiennent. Une pétition signée par 196 organisations conclut que *« l'octroi récent de licences pour des médicaments essentiels sous brevet au Brésil et en Thaïlande renforce l'idée que le modèle actuel de protection du savoir, instauré par l'OMC, ne répond pas aux besoins de nos pays et de nos peuples »* [21].

- L'Union européenne aligne sa politique commerciale sur celle des Etats-Unis.

La Commission européenne qui prétendait honorer les engagements pris à Doha, et avait adopté un profil bas lors de la signature d'ALE entre les Etats-Unis et les pays en développement, tout en profitant des clauses ADPIC-plus, fort avantageuses pour son industrie pharmaceutique, opte pour une politique commerciale semblable à celle des Etats-Unis avec la publication de Une Europe compétitive dans une économie mondialisée en octobre 2006. Il s'agit de permettre aux multinationales européennes d'accéder à de nouveaux marchés et d'exploiter les ressources agricoles et minières de pays sous-développés, quel qu'en soit le coût pour les populations locales. La Commission européenne précise cette stratégie dans une communication du 18 avril 2007 : l'Europe dans le monde : un partenariat renforcé pour assurer aux exportateurs européens un meilleur accès aux marchés extérieurs ; la stratégie d'accès aux marchés doit surmonter de nouveaux obstacles, *« il s'agit en effet davantage d'obstacles non tarifaires, situés derrière les frontières et dans le domaine de la réglementation »* .

Ainsi, dans le domaine de la santé, l'Union européenne cherche à favoriser l'accès de ses grands laboratoires aux marchés des pays en développement en négociant une série d'ALE en Amérique latine et en Asie, qui renforcent la protection des droits de propriété intellectuelle, et en promulguant une liste de surveillance de ses partenaires commerciaux, semblable à la liste américaine Special 301 watch list [22]. Selon un communiqué de presse de Third World Network (TWN) à la conférence mondiale sur le SIDA à Vienne de juillet 2010, *« l'Union européenne est en train de négocier ou de prévoir de négocier des accords de libre-échange avec plus de 90 pays en développement, et pousse ces pays à accepter des clauses ADPIC-plus »* qui entravent la concurrence des génériques[23] : allongement de la durée des brevets, exclusivité des données scientifiques, restrictions apportées aux flexibilités garanties par l'Accord sur les ADPIC, protection renforcée des droits des détenteurs de brevets pouvant conduire à la saisie de génériques par les services de douane. Mais cette intense diplomatie commerciale se heurte à la résistance de pays en développement et d'associations de malades soutenues par des ONG. Les négociations traînent souvent en longueur (avec le Mercosur par exemple) ou sont interrompues dans d'autres cas (Association des pays de l'Asie du Sud-Est).

- Les accords de libre-échange signés avec l'Amérique latine

Après avoir conclu des négociations de partenariat économique avec les Caraïbes (CARIFORUM signé en octobre 2008) , en Amérique latine, l'Union européenne cherche à négocier des accords de libre-échange avec les pays de la Communauté andine, les six pays de l'Amérique centrale, et les pays du Mercosur. Les négociations avec les pays de la Communauté andine ont été suivies de près par une coalition d'ONG, l'Alliance EU-CAN (Union européenne-pays de la Communauté andine) pour l'accès aux médicaments, qui a publié une étude scientifique sur les conséquences du projet de l'Union européenne sur l'accès aux médicaments pour les Péruviens en janvier 2009, et organisé un meeting sur 2 jours à Lima en mars 2009, pour alerter l'opinion publique alors que se déroulait le 2e cycle de négociations. Les exigences de l'Union européenne en matière de protection de la propriété intellectuelle ont provoqué une résistance farouche de la part de la Bolivie, puis de l'Equateur, qui ont quitté les négociations[24], mais aussi de la Colombie et du Pérou qui sont parvenus à éliminer bon nombre des exigences de l'Union européenne. Health Action International (HAI) a fourni une analyse des conséquences pour la santé publique du chapitre sur la propriété intellectuelle de l'accord conclu en mars 2010 entre l'Union européenne, la Colombie et le Pérou. L'exclusivité des données scientifiques pendant une période de 5 ans (en 2009, l'Union européenne avait proposé une période de 10 à 11 ans) et l'allongement de la durée des brevets, mesures calquées sur les ALE signés avec les

Etats-Unis, ainsi qu'une stricte réglementation de la protection de la propriété intellectuelle qui comprend d'éventuels contrôles aux frontières, vont réduire l'accès aux médicaments génériques et augmenter les dépenses de santé dans ces deux pays pauvres[25]. Malgré le rappel de principes généraux dont la Déclaration de Doha et la Résolution WHA 2008 61.21, en vertu de traités signés avec les Etats-Unis, les détenteurs de brevets en Colombie et au Pérou peuvent ignorer ces principes. L'Union européenne est parvenue à introduire des mesures aux frontières calquées sur la réglementation européenne (article 249, 2) pour lutter contre la contrefaçon dans le texte final, même si elle a dû renoncer à des mesures plus ambitieuses pour les marchandises en transit. Plus généralement, cet accord, favorable aux détenteurs de brevets, renforce la commercialisation du secteur de la santé au profit des élites locales.

Le texte de l'accord négocié par l'Union européenne et six petits pays de l'Amérique centrale comporte une longue partie sur la propriété intellectuelle (title Vl, divisé en 4 chapitres) ; dans l'article 229 sur la propriété intellectuelle et la santé publique, les négociateurs prétendent eux aussi respecter l'Accord sur les ADPIC, la Déclaration de Doha, *« et d'autres traités internationaux sur la question de la propriété intellectuelle »* , mais dans l'énumération des droits de propriété intellectuelle est incluse *« la protection d'informations gardées secrètes »* ; cette protection peut s'appliquer aux données scientifiques de médicaments princeps et ainsi garantir le droit des détenteurs de brevets de ne pas les communiquer à des génériqueurs, et ainsi de retarder la commercialisation de génériques, même si CAFTA donne déjà cet avantage ADPIC-plus aux grandes entreprises pharmaceutiques européennes comme aux grandes entreprises américaines depuis 2005. Comme à son habitude, lorsqu'elle négocie des accords de libre-échange, l'Union européenne accorde une grande importance à l'application des droits de propriété intellectuelle : l'article 265 demande aux autorités judiciaires « *de prendre des mesures provisoires, de précaution, pour prévenir le non-respect de droits de propriété intellectuelle »* ; suit l'article 267 sur les dommages-intérêts, dont le contrevenant aura à s'acquitter même lorsqu'il ne se savait pas en infraction ; des poursuites au criminel pourront être engagées et des peines prononcées dans les cas de contrefaçon délibérée de marques de fabrique à une grande échelle (article 271) ; l'article 272 précise qu'il faut permettre au détenteur d'un droit de propriété intellectuelle de demander par écrit aux autorités judiciaires ou administratives compétentes de faire saisir par les services de douane des marchandises qui pourraient être des contrefaçons, mesures que prenait l'Union européenne en 2008-2009 pour entraver le commerce des génériques indiens (cf le chapitre 2 sur la lutte anti-contrefaçon). En l'absence d'une contestation de groupes importants de la société civile comme cela a été le cas lors des négociations américaines sur la zone de libre-échange des Amériques (FTTA en anglais), ou des journées de mobilisation à Lima contre l'accord Union européenne-Colombie/Pérou, sans réelle participation de la société civile de l'Amérique centrale, l'Union européenne est facilement parvenue à imposer sa domination sur les six petits pays : ce sont les intérêts des grandes entreprises européennes qui ont prévalu ; en plus de la privatisation des quelques services de santé existants dans les zones rurales, la réduction des taxes douanières affectera tous les services publics, dont celui de la santé. Dénoncés par les organisations de défense des droits de l'homme, les Altermondialistes, le mouvement syndical international, les deux accords de libre-échange, ont été ratifiés par le Parlement européen le 11 décembre 2012 à une large majorité ; le Parlement n'a pas tenu compte de sa résolution de juillet 2007 demandant au Conseil *« de restreindre le mandat de la Commission afin de l'empêcher de négocier des dispositions ADPIC-plus concernant les médicaments qui affectent la santé publique et l'accès aux médicaments (...) dans le cadre de négociations d'accords de partenariat économique avec des pays ACP et d'autres accords bilatéraux et régionaux avec des pays en développement »* .

Les Etats-Unis et l'Union européenne continuent de négocier de nombreux accords de libre-échange sans que leurs citoyens et les habitants des pays en développement ne soient informés des exigences des multinationales, et puissent intervenir dans les débats ; seules quelques ONG parviennent à obtenir des informations parcellaires au grand dam de hauts fonctionnaires, l'USTR de l'administration Obama ou des attachés d'ambassades américaines en charge de la propriété intellectuelle. A partir de 2007/2009, c'est en Asie que l'Union européenne et les Etats-Unis concentrent leurs efforts pour faire aboutir des négociations avec de nombreux pays, négociations ardues qui dans le cas de l'ALE Union européenne-Inde ont débuté en juin 2007 et dont le texte final n'a pas encore été publié en avril 2013. Quant aux Etats-Unis, ils tentent de négocier un vaste accord, le Partenariat transpacifique avec de nombreux pays de l'Asie-Pacifique depuis le début de 2009, en espérant le conclure en octobre 2013. Il s'agit pour l'Union européenne et les Etats-Unis d'une politique commerciale très ambitieuse, sans commune mesure avec les ALE signés jusqu'en 2012 ; ces accords bouleverseraient l'économie de nombreux pays et affecteraient la vie de 1 milliard 800 000 personnes en Inde et en Union européenne, et le Partenariat transpacifique, 40% de la population mondiale, avec dans les deux cas, des conséquences dramatiques pour l'approvisionnement en médicaments des pays en développement (cf chapitre 5 : Une crise sanitaire qui risque de s'aggraver.).

Chapitre 2 : La croisade anti-contrefaçon

A la demande de leurs milieux d'affaires, sous couvert de lutte contre la contrefaçon et de défense de la santé publique, les Etats-Unis et l'Union européenne ont lancé conjointement une vaste campagne pour instaurer des normes de protection de la propriété intellectuelle bien supérieures à celles que leur octroie l'Accord sur les ADPIC, cela afin de réduire la concurrence des médicaments génériques.

Cette croisade pour un renforcement de la propriété intellectuelle monte en puissance au cours des années 2006-2008. Elle se déroule sur plusieurs fronts et regroupe diverses institutions internationales, de grandes entreprises et leurs groupes de pression, qui mènent conjointement un combat au service des multinationales de l'OCDE. En février 2006, une conférence est organisée sur la lutte contre les médicaments contrefaits par la Fédération internationale de l'industrie du médicament à Rome, sous l'égide de l'OMS, et en novembre 2006, est constitué un groupe de lutte contre la contrefaçon des produits médicaux, IMPACT (International Medical Products Anti-Counterfeiting Taskforce), regroupant quelques Etats membres de l'OMS, Interpol, l'Organisation mondiale des douanes (OMD), l'OCDE, la Banque mondiale, l'OMC, l'OMPI, la Commission européenne, le Conseil de l'Europe, et la Fédération internationale de l'industrie du médicament. La Déclaration de Rome prône une coordination entre les différentes initiatives de lutte anti-contrefaçon, la nécessité de mesures législatives au niveau national, et à plus long terme, *« une convention internationale pour renforcer l'action internationale de lutte contre les médicaments contrefaits »*. En 2006 débutent des négociations secrètes regroupant plusieurs pays développés sur un traité commercial multilatéral visant à renforcer la protection de la propriété intellectuelle : le projet d'Accord commercial anti-contrefaçon (ACAC, ACTA en anglais). L'année 2007 voit le lancement de diverses initiatives : dès février 2007, pour répondre aux demandes des milieux d'affaires qui participent sur un pied d'égalité avec les membres accrédités de l'Organisation mondiale des douanes (OMD), les associations du secteur privé lancent le programme SECURE qui vise à instaurer rapidement des normes de contrôle du commerce international bien supérieures à celles de l'Accord sur les ADPIC. En juin 2007, au Sommet de Heiligendamm, le G8 se déclare en faveur d'une protection internationale renforcée de la propriété intellectuelle, et se réjouit de la création du groupe de travail IMPACT de lutte contre les médicaments contrefaits. En octobre 2007, la Chambre de commerce des Etats-Unis inaugure un Centre mondial de la propriété intellectuelle, destiné à renforcer, promouvoir et défendre les droits de propriété intellectuelle ; son président déclare que *« la protection de la propriété intellectuelle est une des questions déterminantes pour la compétitivité de l'Amérique au XXIe siècle »*. Au même moment, le USTR appelle à la création d'un accord commercial contre la contrefaçon et la piraterie, l'ACAC, dont les membres, représentant essentiellement des pays développés, doivent se fixer trois objectifs : une coopération internationale renforcée, une application plus stricte de la législation sur la propriété intellectuelle, et un cadre légal pour le renforcement des droits de propriété intellectuelle. Le même jour, le Ministère des Affaires étrangères du Japon et la Commission européenne annoncent leur intention de parvenir à un accord international d'application stricte des droits de propriété intellectuelle.

La lutte pour le renforcement des droits de propriété intellectuelle se déroule notamment :

- A l'OMD, l'initiative SECURE

En février 2008, le Brésil parvient à contrer l'initiative de l'OMD visant à promouvoir des normes sur l'application des droits de propriété intellectuelle (SECURE) qui vont bien au-delà de ce que préconise l'Accord sur les ADPIC et qui constitueraient un précédent inquiétant ; l'Accord sur les ADPIC ne stipule aucune mesure de contrôle sur les exportations ou les marchandises en transit. A la rencontre de juin 2008 du Conseil de l'OMD, l'Argentine, le Brésil, Cuba, l'Equateur, la Chine et l'Uruguay se coordonnent pour refuser l'adoption du rapport du groupe de travail SECURE à la fois *« pour la façon dont les réunions du groupe sont menées et les rapports écrits, et pour le contenu des normes SECURE proposées qui contiennent des obligations ADPIC-plus »* [26]. Le manque de transparence et l'absence de légitimité du processus de décision adopté par l'OMD inquiètent aussi les associations de consommateurs ; une cinquantaine de ONG représentant la société civile adressent une lettre ouverte à l'OMD à propos du groupe de travail SECURE : les normes proposées constitueraient une barrière pour le commerce international des médicaments génériques. En décembre 2008, le Secrétariat de l'OMD décide de mettre fin au groupe de travail controversé SECURE et de demander au Conseil de l'OMD de le remplacer par un nouvel organisme chargé d'élaborer des directives modèles concernant les droits de propriété intellectuelle.

- A l'OMS, l'initiative IMPACT

La Fédération internationale des industries pharmaceutiques, connue sous son nom anglais International Federation of Pharmaceutical Manufacturers and Associations (IFPMA), qui représente les géants de l'industrie pharmaceutique (Big Pharma) , s'assure un rôle de premier plan dans

IMPACT : elle place son président-directeur général à la tête d'un des cinq groupes de travail et prépare les réunions de IMPACT, destinées à élaborer les Principes et éléments pour une législation nationale de lutte contre les produits médicaux contrefaits, sans réelle participation des Etats qui ont été sélectionnés pour en faire partie. Les grandes entreprises pharmaceutiques sont aussi représentées par l'Institut de sécurité pharmaceutique. L'Assemblée mondiale de la santé de mai 2008 se divise à propos du projet de résolution et du rapport du Secrétariat de l'OMS, qui suscitent de vives critiques de la part des pays en développement à l'encontre du Secrétariat de l'OMS et de IMPACT ; ces pays considèrent que l'OMS devrait s'attaquer au problème des médicaments falsifiés, dangereux pour la santé, en soutenant les autorités nationales de réglementation, mais ne pas utiliser le cadre de la propriété intellectuelle pour pousser à l'adoption de règles plus strictes de propriété intellectuelle ; ils s'inquiètent de l'expression produits contrefaits qui assimile des médicaments génériques licites à des médicaments suspects, et craignent ainsi de nouvelles barrières à l'accès aux génériques. Les Etats membres décident de reporter la discussion du rapport et de la résolution légitimant l'initiative IMPACT à la réunion du Bureau exécutif de l'OMS de janvier 2009. A cette réunion, devant le mécontentement de certains pays en développement, en particulier du Brésil, de l'Inde et du Bangladesh qui considèrent que l'OMS n'est pas le forum où débattre des droits de propriété intellectuelle, il est finalement convenu qu'un autre rapport sera présenté aux Etats membres à propos de la qualité, sécurité et efficacité (QSE) des médicaments, et que des mesures seront prises pour renforcer les autorités nationales de réglementation, inexistantes dans certains pays pauvres. Beaucoup de pays en développement expriment leur méfiance à l'égard de IMPACT dont ils contestent la légitimité et dont ils rejettent la définition de médicaments contrefaits, au point que l'OMS est contrainte de renoncer à sa définition controversée en mai 2009. Avant l'Assemblée mondiale de la santé de 2010, plus de 45 ONG adressent une lettre à la Directrice de l'OMS la pressant de ne plus cautionner les activités de IMPACT, et dénonçant les Principes et éléments pour une législation nationale de lutte contre les produits médicaux contrefaits qui menaceraient l'accès aux génériques et le recours licite à des flexibilités comme les importations parallèles de médicaments. Sous la pression de ces ONG et de nombreux pays en développement, l'Assemblée mondiale de la santé de mai 2010 décide de créer une commission ouverte à tous les Etats membres, chargée d'examiner du point de vue de la santé publique le problème de la prolifération de produits médicaux « *non conformes aux normes, faussement étiquetés, falsifiés et contrefaits* », et de réévaluer le partenariat entre IMPACT et l'OMS. Les divergences au sein de cette nouvelle commission concernant l'usage du terme contrefait pour désigner des médicaments de qualité, d'innocuité et d'efficacité incertaines, ainsi que la relation entre IMPACT et l'OMS contraignent la commission à reporter son rapport à octobre 2011 ; il est alors décidé de créer un nouveau mécanisme intergouvernemental pour lutter contre les produits médicaux de mauvaise qualité dans une perspective de santé publique « *excluant toute considération commerciale et de propriété intellectuelle* » . Devant l'insistance de différents pays en développement qui demandent que l'OMS se dissocie de IMPACT, les Etats-Unis promettent de reporter leur soutien au nouveau mécanisme intergouvernemental.

- En Europe, l'initiative 1383/2003

Dans ce contexte de tentatives pour imposer des normes de propriété intellectuelle très favorables aux multinationales pharmaceutiques, il n'est pas surprenant que, sous la pression de leurs grandes entreprises pharmaceutiques, plusieurs pays européens donnent ordre à leurs services de douane d'utiliser une règle de l'Union européenne de 2003, la réglementation 1383 ; elle autorise les douaniers à saisir des marchandises qu'ils suspecteraient d'être des contrefaçons, à entraver le commerce de médicaments génériques en transit sur le sol européen, et ainsi à contrevenir à l'Accord sur les ADPIC et à la Déclaration de Doha. Ces médicaments génériques indiens n'étaient pas protégés par des brevets dans les pays importateurs qui étaient presque tous des pays en développement. C'est la tactique choisie par les Etats-Unis et l'Union européenne pour tenter d'asphyxier l'industrie indienne de génériques ; durant la même période, les Etats-Unis et l'Union européenne cherchaient à introduire des clauses ADPIC-plus sur le contrôle aux frontières dans différents ALE (par exemple l'accord Union européenne-CARIFORUM) ainsi que dans le traité multilatéral qu'ils négociaient secrètement, l'ACAC.

C'est lors de la saisie le 4 décembre 2008 d'un envoi de Losartan, produit par une grande firme indienne, Dr.Reddy's, destiné à une compagnie brésilienne, que le scandale éclate en janvier 2009 ; d'autres médicaments avaient déjà été saisis dès l'automne 2008 et d'autres le seront par la suite en 2009 aux Pays-Bas et en Allemagne. Le Brésil et l'Inde portèrent à la connaissance du Conseil exécutif de l'OMS, du forum économique de Davos et du Conseil général de l'OMC leur mécontentement et leur inquiétude à propos de la confiscation de médicaments génériques. L'Inde s'adressa sans succès à la Commission européenne ainsi qu'à l'OMPI. Ces saisies avaient des conséquences négatives *« 1) pour le principe d'accès universel aux médicaments 2) les budgets de santé publique nationaux 3) le commerce légitime de médicaments génériques 4) le commerce entre des Etats du sud et 5) entravent les efforts d'organisations de la société civile pour fournir des médicaments et améliorer la santé publique dans les parties les plus pauvres du monde »* résume le représentant de la mission permanente de l'Inde à Genève le 30 septembre 2009 ; pour l'Inde, la politique de l'Union européenne *« semble faire partie d'une entreprise plus large, une application maximaliste des droits de propriété intellectuelle »* [27]. Devant le refus de l'Union européenne d'abroger la réglementation 1383, l'Inde et le Brésil demandent en premier recours une consultation avec l'Union européenne et les Pays-Bas à l'Organe de règlement des différends de l'OMC en mai 2010. En décembre 2010, durant une rencontre au sommet des négociateurs de l'ALE Union européenne-Inde, le Commissaire au commerce de l'Union européenne promet que la réglementation incriminée sera amendée et qu'aucune confiscation de médicaments n'aura lieu pendant les négociations portant sur la réglementation ; l'Inde et le Brésil ne retirent pas leur plainte, seule l'Inde suspend sa démarche. En juillet 2011, l'Inde renonce à sa demande d'un tribunal d'arbitrage à l'OMC car l'Union européenne s'engage à donner des directives aux services de douane de ne pas saisir des marchandises en transit si ces marchandises ne sont pas destinées au marché européen et ne violent pas de brevets. Sans doute s'agit-il d'une concession de l'Union européenne alors que se déroulent des négociations ardues sur un ALE Union européenne-Inde. Mais en mars 2013, la nouvelle proposition européenne renforce le droit des détenteurs de brevets de demander la saisie de marchandises en transit dans l'Union européenne si les marchandises ont une marque de fabrique semblable à une marque de fabrique enregistrée dans l'Union européenne ; la réglementation a un terrain d'application beaucoup plus étendu que ce que l'Accord sur les ADPIC prévoyait et n'exclut pas clairement les génériques de ce champ d'application : la législation de chaque Etat membre de l'Union européenne continuerait de s'appliquer à toute prétendue infraction.

- En Afrique de l'Est, l'initiative anti-contrefaçon

Les grandes entreprises pharmaceutiques tentent de modifier la législation de plusieurs Etats de l'Afrique de l'Est sous prétexte de lutter contre la contrefaçon, mais en fait pour mettre fin aux importations de génériques indiens qui représentent 1/5 du revenu tiré par les compagnies indiennes de leurs exportations de médicaments. Au Kenya, la loi anti-contrefaçon de 2008 interdit l'importation de copies de marchandises protégées par un brevet sans l'autorisation du détenteur du brevet, et permet ainsi aux douaniers de saisir des génériques indiens, même si les médicaments ne sont pas brevetés au Kenya. En 2009, trois personnes séropositives ont alors décidé de contester la validité constitutionnelle de cette loi ; l'année suivante, le 23 avril 2010, la Haute Cour interdit au gouvernement kenyan d'appliquer la loi anti-contrefaçon de 2008 dans un pays de 40 millions d'habitants où plus d'un million et demi sont séropositifs avant que la Cour constitutionnelle ait rendu son jugement. Cinq pays de l'Afrique de l'Est refusent en février 2010 d'envisager un projet de loi calqué sur la loi anti-contrefaçon du Kenya. Les Etats-Unis et l'Union européenne intensifient leurs pressions sur l'Afrique de l'Est au cours de l'année 2010 tandis qu'une grande entreprise pharmaceutique propose son aide au Kenya pour l'aider à appliquer la loi anti-contrefaçon contestée. Finalement le 20 avril 2012, la Haute Cour décide que le Parlement kenyan aura à modifier la loi de 2008 qui ne distingue pas clairement les médicaments génériques des médicaments contrefaits, à la grande satisfaction des trois plaignants et de nombreux Kenyans séropositifs.

- Au plan international, l'initiative d'un Accord commercial multilatéral anti-contrefaçon, l'ACAC

Il s'agit d'une initiative prise par des pays occidentaux, les Etats-Unis en tête, l'Union européenne, la Suisse et le Japon qui ont obtenu la collaboration de pays avec lesquels les Etats-Unis ont des relations privilégiées, l'Australie, la Nouvelle-Zélande, le Mexique, la Corée du Sud, Singapour, la Jordanie, les Emirats arabes unis, et le Maroc. Des négociations s'engagent dès 2007-2008 en vue d'adopter et ensuite de proposer à d'autres pays des normes de protection de la propriété intellectuelle plus rigoureuses que celles de l'Accord sur les ADPIC. Les premières rencontres portent sur les contrôles aux frontières alors même qu'en Europe et en Afrique de l'Est, notamment au Kenya, des multinationales poussent à l'adoption de règles commerciales qui nuiraient à la concurrence des entreprises indiennes de génériques. Ce sont de très grandes entreprises américaines qui sont à l'origine de ce projet de traité plurilatéral qui leur assurerait des avantages monopolistiques sur tous les continents : *« les recommandations au USTR de PhRMA, le puissant groupe de pression des plus grandes entreprises pharmaceutiques (américaines) à propos de l'ACAC, sont identiques aux* Principes et éléments pour une législation nationale *d'IMPACT. Cette dernière organisation est soutenue par la Fédération internationale des industries du médicament »* [28] indique le journal des milieux d'affaires de l'Inde.

Les négociations restent secrètes, mais alors que les grands groupes de pression ont accès au texte en cours de négociation, ce n'est que le 15 novembre 2010 que le texte complet est enfin publié et que les parlementaires européens peuvent y avoir accès. Mais dès août 2008, Essential Action, dirigé par Robert Weissman, avait réussi à réunir une coalition d'organisations et de personnalités connues, pour demander que les négociateurs fassent preuve de transparence et de démocratie en publiant les ébauches de textes. Essential Action, qui avait eu vent de clauses du futur accord, en dénonçait les dangers pour la santé publique en 2009 : des prix de médicaments plus élevés, l'industrie des génériques menacée, une réponse inappropriée aux préoccupations de santé publique et de sécurité sanitaire, un renforcement des monopoles privés aux dépens des contribuables[29]. Des associations en faveur de l'échange gratuit et libre de biens intellectuels et culturels et pour la liberté d'expression en ligne se joignent au mouvement de défense des médicaments génériques ; la Quadrature du Net prend la direction du mouvement de contestation de l'ACAC en Europe et recense 33 condamnations de l'ACAC de décembre 2009 à avril 2012 : par des ONG, le rapporteur sur le droit à la santé à l'ONU, des pays comme la Chine, l'Inde et le Brésil à l'OMC, des professeurs de droit américains et des juristes européens, des associations de défense des droits de l'homme, comme Amnesty International ou Article 19, des membres du Congrès des Etats-Unis, des parlementaires européens[30]. Même si un certain nombre de modifications sont apportées aux ébauches du texte avant sa parution, il n'en demeure pas moins que le texte officiel contient encore de nombreuses mesures d'application ADPIC-plus, et que le nouveau cadre juridique pour l'application des droits de propriété intellectuelle nécessite la création d'un futur organisme, le comité ACAC, indépendant des institutions internationales existantes, qui appliquerait et pourrait modifier les nouvelles normes. Concernant l'accès aux génériques, l'étude commanditée par le groupe des Verts au Parlement européen de juin 2011 ou la longue déclaration d'Oxfam d'octobre 2011 dénoncent les mesures ADPIC-plus de l'ACAC qui vont à l'encontre de résolutions du Parlement européen, et augmenteront *« les risques et les conséquences de fouilles, de saisies, de procès et autres mesures illégitimes pour ceux qui dépendent de limites et d'exceptions à la propriété intellectuelle pour avoir accès aux marchés, dont les fournisseurs de médicaments génériques licites »* [31] . Pour Oxfam, l'ACAC va nuire à la santé publique *« premièrement par sa portée excessivement étendue qui redéfinit une contrefaçon et inclut des formes de violation de la propriété intellectuelle sans rapport avec la contrefaçon, et deuxièmement par ses mesures administratives et judiciaires coûteuses qui créent des barrières supplémentaires nuisibles à la libre circulation des médicaments génériques et/ou en découragent la production et la vente »* [32]. Comme dans l'étude américaine, Oxfam énumère les mesures qui nuiront à la concurrence des médicaments génériques : pouvoir abusif de douaniers, responsabilité d'intermédiaires qui pourront être durement sanctionnés, dommages-intérêts excessifs pour compenser les détenteurs de brevets, ce qui conduit les auteurs des deux études à demander que le Parlement européen rejette l'ACAC. Alors que l'Accord sur les ADPIC *« n'exige de sanctions criminelles que dans les cas de contrefaçon délibérée de marque de fabrique ou de violation des droits d'auteur à une échelle commerciale, l'offensive actuelle vise à criminaliser d'autres infractions, ignorant ainsi volontairement les différences entre différents types de contrevenants »* précise le juriste Carlos Correa[33].

Après l'autorisation à signer l'ACAC, donnée aux Etats membres de l'Union européenne par le Conseil de l'Union européenne le 15 décembre 2011 et la signature de l'accord par 22 Etats membres sur 27, dont la France, le 26 janvier 2012, c'est au Parlement européen de ratifier l'ACAC ; à la différence des Etats-Unis, où le traité ne sera pas débattu au Sénat, mais signé par le seul président, le Parlement européen, en vertu du traité de Lisbonne, doit ratifier ou rejeter le texte élaboré par la Commission européenne de 2007 à 2010 et examiné par différentes commissions du Parlement. Aux Etats-Unis, le fort mouvement d'opposition aux projets de loi : Stop online piracy act (SOPA) et Protect I.P. act (PIPA), visant à combattre le téléchargement illégal de films, de programmes de télévision, de musique et de livres américains sur Internet, a entraîné un mouvement semblable de révolte en Europe contre l'ACAC, particulièrement dans des pays de l'Europe de l'Est, sensibles à toute forme de censure. Le rapporteur du texte au Parlement européen refuse de participer à cette mascarade en démissionnant le jour même de la signature de l'ACAC par 22 Etats membres : *« L'accord ACTA pose problème, qu'il s'agisse de son impact sur les libertés civiles, des responsabilités qu'il fait peser sur les fournisseurs d'accès à Internet, des conséquences sur la fabrication de médicaments génériques ou du peu de protection qu'il offre à nos indications géographiques »* [34]. Des manifestations contre l'ACAC ont lieu en février dans plusieurs villes européennes, et en fin du mois de février 2012, les opposants à l'ACAC présentent une pétition signée par plus de 2 millions d'internautes contre la ratification de l'ACAC par le Parlement européen. Pour désamorcer ce mouvement de contestation qui a changé le rapport de force, la Commission européenne annonce son intention de demander à la Cour européenne de justice (CeJ) d'examiner la conformité de l'ACAC avec les droits fondamentaux et les traités européens, et le nouveau rapporteur au Parlement, David Martin, propose la saisine de la CeJ par le Parlement, en espérant ainsi retarder le vote du Parlement européen ; après l'échec de cette manœuvre procédurière le 27 mars, il est décidé que l'ACAC sera soumis au vote du Parlement européen en juillet. Cinq commissions parlementaires sont déjà arrivées à la conclusion que le Parlement devait rejeter l'ACAC, dont le 21 juin, la Commission du commerce international. Le 4 juillet 2012, le Parlement européen rejette l'ACAC par 478 voix contre, 39 pour et 165 abstentions. C'est un désaveu pour la Commission européenne qui défendait les intérêts économiques de grandes entreprises qui se disaient victimes de téléchargement illégal et de la contrefaçon de médicaments princeps. L'ACAC est affaibli par le rejet du Parlement européen qui a refusé de ratifier ce traité ; en juillet 2012 aucun pays n'a encore ratifié l'ACAC.

La croisade anti-contrefaçon n'a pas donné les résultats escomptés par les Etats-Unis et la Commission européenne ; mais loin de renoncer à leur croisade anti-contrefaçon, les Etats-Unis et l'Union européenne reportent alors leurs efforts pour renforcer les droits de propriété intellectuelle sur d'autres organisations internationales comme Interpol ou l'Office des Nations unies contre la drogue et le crime (UNODC), mais surtout sur de nouveaux traités de libre-échange qui reprennent de nombreuses clauses de l'ACAC.

Chapitre 3 : Les Etats-Unis et l'Union européenne tentent de conquérir le marché asiatique

En même temps que se déroule l'offensive anti-contrefaçon institutionnelle pour réduire la concurrence des génériques indiens, les Etats-Unis et l'Union européenne essaient de conquérir de nouveaux marchés dans la région la plus peuplée et la plus dynamique de la planète, la région Asie-Pacifique, par d'importants ALE bilatéraux avec des pays de l'Asie du Sud ou du Sud-Est, mais aussi par des accords régionaux. Dès 2007, l'Union européenne a entamé des négociations avec l'Inde en vue d'un ALE ; les négociations devaient aboutir à la signature d'un traité en avril 2013. L'Union européenne a aussi engagé des négociations avec l'Association des pays du Sud-Est asiatique (ASEAN), interrompues en 2009, pour des négociations en vue d'accords bilatéraux avec Singapour, la Malaisie, le Vietnam ; elle a ratifié un ALE avec la Corée du Sud en février 2011, et entamé des négociations avec la Thaïlande à l'automne 2012. Quant aux Etats-Unis, ils mènent depuis 2009 des négociations avec 9, puis 11 partenaires de l'Asie-Pacifique en vue d'un accord de libre-échange multilatéral qui serait le pendant en Asie de l'accord régional, l'ALENA, signé par Clinton en 1994 avec le Mexique et le Canada.

Le secteur pharmaceutique, aussi bien en Europe qu'aux Etats-Unis, espère compenser la stagnation de ses revenus dans les pays développés par la vente de médicaments dans les pays émergents. IMS, le fournisseur de services d'information du secteur de la santé, prédit que, dans les 5 ans à venir, les marchés des pays émergents vont presque doubler leurs dépenses de santé par rapport à celles de 2010, et atteindre 345 milliards de dollars, un tiers des dépenses mondiales [35] ; il recommande aux grands laboratoires de se tourner vers des pays comme la Chine le plus grand marché pharmaceutique du monde, des pays de deuxième rang, le Brésil, la Russie et l'Inde, et 13 pays de troisième rang, qui sont tous des marchés à la croissance rapide [36]. Le groupe Novartis a réalisé 10% de ses ventes sur 6 marchés de pays émergents, la Chine, le Brésil, la Russie, l'Inde, la Corée du Sud et la Turquie en 2011, mais ses ventes ont augmenté de 17% en 2011, alors qu'elles n'augmentaient que de 11% sur les 7 marchés les plus importants de pays développés [37]. La part des exportations européennes de médicaments dans le commerce avec l'Asie est déjà importante, mais depuis 2008 les dirigeants européens encouragent leurs grands laboratoires à pénétrer encore plus les marchés asiatiques.

- L'Union européenne négocie un accord de libre-échange avec l'Inde

L'ALE entre l'Inde et l'Union européenne revêt une importance planétaire étant donné le rôle vital joué par les entreprises indiennes de génériques dans l'accès aux médicaments. Jusqu'en 2005, date à laquelle l'Inde a dû mettre sa législation en conformité avec l'Accord sur les ADPIC, les entreprises indiennes avaient toute liberté de produire et d'exporter des génériques selon des procédés de fabrication originaux (retro-ingénierie) . La nouvelle législation indienne sur les brevets permet aux compagnies de génériques de continuer de produire les médicaments qui étaient commercialisés avant 2005, même si des brevets avaient été déposés entre 1995 et 2005, moyennant le versement d'un dédommagement aux entreprises dont les médicaments représentent de véritables innovations thérapeutiques ; elle permet à des associations de malades et des entreprises de génériques de s'opposer à une demande de brevet avant que celui-ci ne soit accordé ; la section 3(d) de cette loi limite la brevetabilité de médicaments aux seules innovations à l'efficacité prouvée, afin de protéger la santé publique et d'empêcher la prolongation sans fin de brevets pour de légères modifications ; enfin une licence obligatoire peut être émise pour tous les médicaments brevetés en Inde, mais pas encore fabriqués par des entreprises de génériques. L'Inde a déjà breveté des médicaments anticancéreux, des ARV, des médicaments contre l'hépatite, mais elle rejette les demandes de brevets pour des entités chimiques produites avant 1995, ou pour celles qui n'ont pas d'efficacité accrue prouvée.

L'avenir de l'industrie indienne de génériques dépend de la détermination du gouvernement indien à ne pas céder aux exigences de l'Union européenne dans les négociations de l'ALE avec l'Union européenne. Le commerce entre l'Inde et l'Union européenne ne représente qu'un peu plus de 2% du commerce de l'Union européenne, mais plus de 20% de celui de l'Inde ; l'Inde peut constituer un marché important pour les grandes entreprises européennes dans plusieurs secteurs, mais un ALE Union européenne-Inde aura des répercussions dans tous les secteurs de l'économie indienne et affectera durement le sort des plus pauvres. Son industrie pharmaceutique, que le gouvernement indien a su protéger par une législation en matière d'octroi de brevets à partir de 2005, concurrence les entreprises américaines et européennes ; celles-ci ont contre-attaqué en intentant de nombreux procès à plusieurs firmes indiennes pour essayer de retarder la mise sur le marché de médicaments génériques.

Les négociations en vue d'un ALE ont été menées par la Commission européenne et le Ministre du commerce de l'Inde ; aucun texte officiel n'a été publié ; le Parlement indien, les gouvernements des Etats indiens ou d'autres instances démocratiques n'ont pas eu accès aux différentes ébauches de textes. Des manifestations ont eu lieu en Inde pour demander l'arrêt de telles négociations secrètes ; en Europe, l'opinion n'a pas eu connaissance des exigences très techniques de l'Union européenne par les media. Au début de l'année 2010, des fuites ont révélé que l'Union européenne exigeait l'exclusivité des données scientifiques, la prolongation de la durée de brevets, et des mesures de protection plus strictes de la propriété intellectuelle, des règles douanières qui légitimeraient la saisie de médicaments génériques en transit en Europe à destination de pays en développement, et le recours obligatoire à des poursuites judiciaires en cas de conflit à propos d'un brevet ou d'une marque de fabrique, ce qui nuirait à la compétitivité des génériqueurs. A l'annonce de telles exigences ADPIC-plus, MSF s'est adressé au Commissaire au commerce de l'Union européenne pour rappeler différents engagements pris par l'Union européenne depuis la rencontre de Doha et l'importance vitale des médicaments génériques indiens pour les pays en développement. Après le Sommet sur les objectifs du millénaire pour le développement (OMD) à New York en septembre 2010, le porte-parole d'un réseau de séropositifs indiens a dénoncé l'hypocrisie de l'Union européenne qui prétend être en faveur des OMD tout en continuant une politique commerciale qui menace l'accès aux médicaments dans le monde entier. Des organisations de défense des séropositifs ont organisé des manifestations contre l'ALE à Delhi, Bangkok, Jakarta, Kuala Lumpur, Katmandu, Nairobi, Londres et Bruxelles. En octobre 2010, MSF lance sa campagne internationale « *Europe, ne touche pas à nos médicaments* » , pour tenter de mobiliser l'opinion publique occidentale et, en novembre, publie La vérité derrière le Spin pour réfuter la présentation tendancieuse du projet d'accord par la Commission européenne. Le rapporteur spécial des Nations unies, Anand Grover, alerte l'opinion publique sur le danger de clauses concernant l'investissement. Lorsqu'un nouveau cycle de négociations débute à Bruxelles en avril 2011, l'Union européenne demande une plus grande protection de la propriété intellectuelle dans le chapitre sur l'investissement. Après avoir renoncé en 2010 à prolonger la protection des brevets, le Commissaire européen au commerce a déclaré au printemps 2011 que l'exclusivité des données ne faisait plus partie du texte du futur traité, mais la Commission européenne a maintenu des mesures concernant la propriété intellectuelle, calquées sur la réglementation européenne et l'ACAC, qui vont bien au-delà de ce qu'exige l'Accord sur les ADPIC ; ces mesures pénaliseraient les fournisseurs de principes actifs, les génériqueurs et les tiers qui achètent des génériques comme MSF, et réduirait l'accès des plus pauvres aux génériques indiens. La Commission pousse en outre à l'adoption de clauses qui *« limiteraient la capacité des Parties à réglementer pour protéger la santé, et à prendre des mesures pour promouvoir des génériques à un prix abordable (...). Des compagnies pharmaceutiques pourraient prétendre que les règles en matière de santé nuisent à leurs investissements et à leur propriété intellectuelle et constituent une expropriation indirecte ou un traitement injuste et inéquitable. Le risque que ces gouvernements aient à compenser des investisseurs étrangers pour des mesures de réglementation sur la base d'une sentence arbitrale pourrait décourager (...) des gouvernements d'utiliser les flexibilités de propriété intellectuelle »*, avertit un groupe de 6 ONG en mai 2011 [38]. En 2012, si l'Union européenne semble avoir renoncé à certaines de ses exigences en matière de durée des brevets et d'exclusivité des données scientifiques, elle persiste à demander une réglementation plus stricte de la protection des droits de propriété intellectuelle, dont l'arbitrage investisseur-Etat, afin de décourager la production et le commerce licites de médicaments génériques indiens. A l'approche de la signature de l'ALE Union européenne-Inde, prévue en avril 2013, le réseau de séropositifs de Delhi (DNP +) et MSF tentent à nouveau d'alerter l'opinion internationale sur les répercussions qu'auraient les mesures ADPIC-plus de protection de la propriété intellectuelle si elles étaient maintenues dans le texte final : non seulement elles menaceraient l'accès aux génériques des pays en développement, mais elles seraient une atteinte à la souveraineté de l'Etat indien par l'arbitrage privé devant des tribunaux étrangers de différends entre l'Etat indien qui n'aurait plus le droit d'agir pour des motifs d'intérêt public, et les grandes entreprises pharmaceutiques. De plus, si l'Inde cédait aux exigences de l'Union européenne, la position des pays en développement qui négocient des accords avec les pays développés en serait affaiblie, comme l'indique MSF dans sa lettre au Premier Ministre indien du 14 mars 2013.

- L'Inde défend la loi de 2005 sur les brevets

Les multinationales pharmaceutiques ont contesté la validité des sauvegardes de santé publique instaurées dans la loi sur les brevets de 2005 par divers recours contentieux. Le cas du groupe pharmaceutique suisse Novartis est significatif : la demande de brevet de Novartis pour son anticancéreux Imatinib, commercialisé sous l'appellation de Glivec, est rejetée en janvier 2006 par le Bureau des brevets de Chennai pour son manque d'efficacité accrue en vertu de l'article 3(d) ; Novartis vendait alors son Glivec 2200 dollars par personne et par mois alors que la version générique ne coûtait qu'un dixième de ce prix. Novartis fait alors appel devant la Haute Cour de Madras et conteste la constitutionnalité de la section 3(d), appel qui est rejeté ; Novartis est à nouveau débouté pour son recours devant la Commission d'appel sur la propriété intellectuelle, the Intellectual Property Appellate Boar (IPAB), qui précise le sens de l'efficacité thérapeutique et donne raison au Bureau des brevets de Chennai. La firme Novartis ne s'avoue pas vaincue et dépose un nouveau recours, cette fois-ci devant la Cour suprême de l'Inde. La bataille juridique reprend en août 2011 devant la Cour suprême à propos de l'efficacité de son anticancéreux Glivec. Pour les ONG comme MSF, il est crucial de préserver la section 3(d) de la législation indienne de 2005 qui refuse un brevet pour de nouveaux usages ou de nouvelles formes d'un médicament connu ; si cette clause était affaiblie, *« le Bureau des brevets de l'Inde aurait à appliquer les mêmes normes de protection de la propriété intellectuelle que des pays plus riches comme les Etats-Unis ; il accorderait bien plus de brevets que ne le demandent les règles du commerce international ou que l'ont envisagé les législateurs indiens »*[39] ; cela retarderait indéfiniment la production de génériques accessibles aux populations de l'Inde et des pays en développement. En février 2012, des manifestations contre Novartis ont lieu dans trois villes des Etats-Unis, en Suisse et en Inde. A Bâle, une coalition d'ONG, comprenant Oxfam, Act Up-Paris, la Déclaration de Berne et Health GAP United, demande à l'assemblée des actionnaires de Novartis de mettre fin au procès.

L'audience prévue en février est repoussée en mars, puis au 10 juillet 2012. Le 1er avril 2013, la Cour suprême de l'Inde rejette la demande de brevet du géant pharmaceutique au revenu net de 9,6 milliards de dollars en 2012 : des brevets ne peuvent être accordés en Inde que pour de véritables inventions et non des modifications qui ne changent pas la molécule active ; de plus, la modification apportée n'apporte pas une efficacité thérapeutique supérieure à celle de la molécule brevetée en 1994. La décision de la Cour suprême est considérée par les associations de malades et les ONG qui les soutiennent comme une grande victoire car il ne sera plus possible pour les grandes entreprises pharmaceutiques de retarder indéfiniment la production et l'exportation de génériques indiens en vertu de nouvelles formes de molécules déjà connues ; il sera possible à tout pays qui n'a pas breveté Glivec d'en produire la copie et éventuellement de l'exporter dans les pays où Glivec n'est pas protégé par un brevet. Pour l'économiste indien, Sudip Chaudhuri, le jugement de la Cour suprême a une portée plus large : en effet, la Cour a considéré qu'un brevet ne doit être accordé que si la société en tire un bénéfice, et qu'il appartient à chaque pays de décider, selon son stade de développement économique, quel système de brevets lui convient, ce qui remet indirectement en question l'Accord sur les ADPIC [40].

L'Inde résiste à la pression d'autres multinationales pharmaceutiques : en 2006, les demandes de brevets de GSK pour sa combinaison zidovudine/lamivudine ont été retirées car les molécules dataient de la période antérieure à l'Accord sur les ADPIC. Suivant l'exemple de la Haute Cour de Madras, le Bureau des brevets de Delhi a rejeté la demande de brevet de Boehringer Ingelheim pour une formule pédiatrique de l'ARV nevirapine. En juillet 2009, Gilead se voit refuser un brevet pour son tenofovir. En février 2010, la Haute Cour de Delhi rejette la demande en appel de Bayer qui visait à empêcher les autorités de réglementation de commencer la procédure d'enregistrement de versions génériques de médicaments princeps avant l'expiration des brevets, retardant l'arrivée sur le marché de médicaments génériques et bloquant l'octroi de licences obligatoires à des génériqueurs ; en janvier 2011, Abbott se voit refuser un brevet pour son lopinavir/ritonavir (Kaletra). En septembre 2012, la Haute Cour de Delhi rejette le procès de Hoffmann-La Roche qui accuse Cipla d'infraction à la loi sur les brevets à propos de son anticancéreux Tarceva. En octobre 2012, le Bureau des brevets annule le brevet de l'anticancéreux Sutent de Pfizer à la suite de la démarche conforme à la législation indienne de 2005 de l'entreprise de génériques Cipla, et en novembre 2012, l'IPAB annule le brevet accordé à la firme Roche en 2006 pour son médicament Pegasys utilisé pour soigner l'hépatite C, puis refuse d'accorder la protection d'un brevet à la firme britannique AstraZeneca pour son anticancéreux Gefitinib.

Les Etats-Unis et PhRMA s'inquiètent des décisions légales du Bureau des brevets de l'Inde. PhRMA a fait mettre l'Inde sur la liste Special 301 Priority Watch List dès 2006, pour signifier à l'Inde son mécontentement de n'avoir pas accordé aux détenteurs de brevets l'exclusivité des données scientifiques pendant cinq ans ; ce groupe de pression s'est ensuite employé à faire mettre l'Inde sur la Priority Watch List, année après année, jusqu'en 2013, reprochant à l'Inde ses critères de brevetabilité, trop restreints selon l'USTR. Le Bureau des brevets et des marques de fabrique des Etats-Unis (USPTO) et l'Ambassade des Etats-Unis en Inde s'activent en Inde à promouvoir une plus grande protection de la propriété intellectuelle ainsi que des mesures ADPIC-plus, et à dénoncer l'utilisation des flexibilités de l'Accord sur les ADPIC [41].

Si les tribunaux indiens ont réussi à utiliser les sauvegardes de santé publique de la législation sur les brevets pour permettre la production de génériques, *« en l'absence d'une opposition de groupes de la société civile ou de concurrents génériques, il ne semble pas que ces clauses de sauvegarde soient appliquées régulièrement »* [42]. Le nombre croissant de brevets accordés en Inde (Novartis en avait 147 à la fin de 2012) est aussi une indication que ces sauvegardes ne sont pas utilisées au maximum.

Comment pourrait-il en être autrement étant donné qu'il n'y a que 190 personnes chargées d'examiner les demandes de brevets qui s'élèvent à plusieurs dizaines de milliers chaque année ?

L'avenir de l'industrie indienne de génériques ne dépend pas seulement de son système judiciaire, mais aussi de la politique du gouvernement indien face aux acquisitions, fusions et alliances que recherchent les multinationales pharmaceutiques : l'expiration de brevets pour des blockbusters a conduit de grands laboratoires à modifier leur stratégie commerciale ; d'importantes firmes indiennes sont passées sous le contrôle de multinationales de plus en plus intéressées par le marché des génériques : Ranbaxy, Dabur Pharma, Shanta Biotech, Piramal Healthcare, Matrix Laboratories et Orchid Chemicals, tandis que de nombreuses compagnies indiennes s'alliaient à des multinationales : Dr Reddy's à GSK, trois compagnies indiennes à Pfizer, Cadilla Healthcare à Abbott, et Torrent à Astra Zeneca. Dans un pays où environ 68% des habitants n'ont pas accès aux médicaments essentiels, la disparition de nombreuses petites firmes pharmaceutiques et la place grandissante des multinationales risquent de priver encore plus d'Indiens d'accès aux médicaments et de conduire l'industrie pharmaceutique indienne à se tourner pour ses exportations vers les marchés des pays développés et des pays émergents aux dépens des pays les plus pauvres. Pour remédier à cette situation, un groupe interministériel, chargé de la question des investissements étrangers dans l'industrie pharmaceutique, a décidé en juillet 2012 que des investissements étrangers supérieurs à 49% dans une compagnie pharmaceutique indienne devraient être approuvés par le ministère des finances.

- L'offensive américaine en Asie : le Partenariat transpacifique

Pour l'administration Obama et les milieux d'affaires américains, encore plus que pour l'Union européenne, toute la région Asie-Pacifique a une importance cruciale : ils veulent tirer avantage du dynamisme de la région et en libéraliser les économies à leur profit. En novembre 2011, le Secrétaire d'Etat adjoint William J. Burns déclarait : *« Cette zone rassemble déjà plus de la moitié de la population mondiale, des alliés-clés, des puissances émergentes et certains des principaux marchés économiques »* [43]. A Honolulu, au forum de la coopération économique de l'Asie-Pacifique, le Président Obama reprenait quelques jours plus tard : *« Aucune autre région du monde ne contribuera plus à notre avenir économique à long terme »* [44]. Pour les milieux dirigeants des Etats-Unis, il faut contenir l'influence dominante de la Chine dans la région Asie-Pacifique, conquérir de nouveaux marchés et obtenir des avantages supérieurs à ceux que leur garantissent tous les ALE signés précédemment en matière de propriété intellectuelle.

L'industrie pharmaceutique américaine nourrit de grandes ambitions dans cette région : elle espère tirer profit des élites locales et d'une nouvelle bourgeoisie dans les pays émergents pour compenser un taux de profit en baisse aux Etats-Unis. Il n'est plus question de concessions comme en mai 2007 quand le Congrès avait modéré les exigences des grandes entreprises pharmaceutiques américaines ; les Etats-Unis doivent s'inspirer de l'ALE négocié avec la Corée du Sud par l'administration Bush, et ratifié par les Etats-Unis et la Corée du Sud en octobre et novembre 2011, pour exiger un niveau plus élevé de protection de la propriété intellectuelle. Les grands groupes pharmaceutiques américains souhaitent réduire la place importante occupée par les entreprises indiennes de génériques sur le marché intérieur de l'Inde et dans le commerce international, en s'attaquant à la loi sur les brevets de 2005, et contraindre les entreprises chinoises de génériques à s'aligner sur les normes de propriété intellectuelle des Etats-Unis. PhRMA ne peut que se réjouir de ses liens étroits avec l'administration démocrate, et de son influence dans les comités consultatifs auprès du Représentant américain au commerce extérieur et du spécialiste des questions de propriété intellectuelle et d'innovation, Stanford McCoy [45] ; ce dernier, qui, sous l'administration Bush, avait placé la Thaïlande sur la

Priority Watch List en 2007 lorsqu'elle émit plusieurs licences obligatoires, est en charge des droits de propriété intellectuelle dans les négociations du Partenariat transpacifique.

Ce partenariat regroupe neuf pays de la zone Asie-Pacifique : Brunei, le Chili, la Nouvelle Zélande, Singapour –le noyau initial- auquel se sont joints les Etats-Unis, l'Australie, le Pérou, et le Vietnam, puis la Malaisie. En décembre 2009, le USTR, Ron Kirk, annonce au Congrès que le Président Obama souhaitait faire partie des négociations *« en vue de parvenir à un large accord régional de partenariat économique d'un niveau élevé »* . Les négociations commencent en mars 2010 et, comme pour l'ACAC, sont conduites sans que les opinions publiques des pays concernés ne soient informées si ce n'est par des fuites. Dès la seconde rencontre de juin 2010, des organisations américaines de défense des consommateurs, comme Public Citizen, s'inquiètent des mesures de protection de la propriété intellectuelle envisagées, et demandent que le Partenariat transpacifique respecte les engagements pris par les Etats-Unis pour faciliter l'accès aux médicaments. Public Citizen révèle la position du gouvernement néo-zélandais qui s'oppose à un renforcement des droits de propriété intellectuelle et à la politique passée et présente des Etats-Unis dans des négociations commerciales. Des chercheurs australiens et des ONG américaines divulguent certaines des exigences de l'industrie pharmaceutique américaine : celle-ci presse le gouvernement américain d'obtenir la protection de la propriété intellectuelle *« la plus élevée possible »* , ainsi que des changements dans la politique de l'agence gouvernementale néo-zélandaise, Pharmac, chargée de décider quels médicaments doivent être subventionnés ; selon des chercheurs australiens, PhRMA insiste pour que les privilèges monopolistiques des grands laboratoires américains ne soient pas *« sapés par des mécanismes de réglementation et de fixation des prix »* [46] de gouvernements qui utilisent leur pouvoir d'achat pour obtenir des prix plus bas que ceux du marché.

En mars 2011, l'ONG américaine Kowledge Ecology International (KEI) publie le texte des propositions américaines du 10 février 2011 pour le chapitre sur la protection de la propriété intellectuelle. Le texte n'aborde pas encore des questions sensibles de santé publique, mais propose des critères de brevetabilité étendus qui, dans le domaine des médicaments, permettraient la prolongation sans fin de brevets pour de légères modifications du produit breveté *« même si une telle invention n'améliore pas l'efficacité connue du produit »* [47]. Le texte interdit aussi toute démarche citoyenne d'opposition à un futur brevet [48]. Il s'agit d'écarter d'emblée ce que la législation indienne sur les brevets a permis depuis 2005. D'autres dispositions concernant la saisie de marchandises en transit par des douaniers, la présomption de la validité d'un brevet et les dommages-intérêts demandés par les détenteurs de brevets favorisent les détenteurs de brevets. Comme dans l'ACAC, les Etats-Unis veulent que les douaniers puissent détenir des marchandises, même en transit, si les marchandises paraissent être des contrefaçons ou si elles prêtent à confusion avec des produits brevetés [49]. L'industrie pharmaceutique continue de faire pression sur les négociateurs pour obtenir des mesures qui retarderont l'accès aux génériques : pas de mise sur le marché de générique sans qu'il soit certifié qu'il ne contrefait pas un brevet, même si la légalité du brevet n'est pas assurée, exclusivité des données scientifiques, dont 12 années pour les médicaments biologiques comme aux Etats-Unis, et allongement de la durée des brevets pour compenser des retards administratifs. Si les Etats-Unis ne vont pas faire de propositions controversées à la 7e rencontre de juin à Ho Chi Minh Ville avant le vote au Congrès d'accords commerciaux avec la Colombie, le Panama et la Corée du Sud, les propositions américaines qui ont filtré inquiètent des associations de malades du SIDA, de l'hépatite C et de maladies non infectieuses dans plusieurs pays d'Asie (Vietnam et Malaisie) et d'Amérique latine (Pérou et Chili), pour qui ce sont des arrêts de mort, car elles les priveraient d'accès à des génériques d'un prix abordable. Quant à l'Australie, elle s'inquiète non seulement de la menace qui pèse sur son système de fixation du prix des médicaments, mais aussi de la proposition d'introduire une clause de protection des investissements étrangers qui permettrait à de grandes entreprises de lui intenter un procès si sa législation réduisait la valeur de leurs investissements. Dès avril 2011, dans le conflit qui l'oppose à l'entreprise Philip Morris à propos de son projet de réglementation de la publicité sur les paquets de cigarettes, le gouvernement australien a annoncé qu'il lutterait contre tout arbitrage investisseur-Etat dans ses ALE. L'Australie et la Nouvelle Zélande sont alors les deux pays développés en mesure de contester les propositions des Etats-Unis, dont l'économie représente 88.6% du PIB des 9 pays qui participent aux négociations.

A l'approche du 8e cycle de négociations à Chicago en septembre 2011, des voix s'élèvent au Congrès pour demander que soit respecté l'accord du 10 mai 2007 (New trade policy) entre les parlementaires démocrates et l'administration Bush, qui exigeait certaines concessions des grandes entreprises pharmaceutiques. Le 10 septembre 2011, 180 experts de 32 pays publient la Déclaration de Washington sur la propriété intellectuelle et l'intérêt général : ils dénoncent le danger que constitue l'expansion sans précédent depuis 25 ans des droits de propriété intellectuelle, et appellent à un rééquilibrage pour que l'intérêt général soit pris en compte. Mais comme l'indique un document dévoilé sur la position américaine, *« Big Pharma et le gouvernement américain proposent d'importantes nouvelles restrictions à la production de génériques. Ils essaient de s'assurer que d'autres pays en Asie et en Amérique latine ne suivent pas le modèle indien qui résiste au pouvoir monopolistique des entreprises pharmaceutiques. Ils veulent s'assurer que des pays comme le Vietnam ne développent pas une production d'antirétroviraux, et arrêtent toute production. Et ce qui est essentiel, bien que seulement 9 pays soient concernés jusqu'ici, ils ont le projet explicite que cet accord s'applique bientôt à toute la région du Pacifique ! »* [50]. Le 12 septembre 2011, le jour même où, à Chicago, les négociateurs américains font des propositions ADPIC-plus qui vont réduire l'accès aux médicaments, le USTR fait paraître un document sur l'accès aux médicaments : la fenêtre d'accès aux médicaments est censée accélérer l'accès aux médicaments innovants dans des pays où les médicaments princeps pourraient n'être pas commercialisés, manœuvre trompeuse qui ne résout pas le problème de l'accès à des médicaments d'un prix abordable ; il serait exigé qu'une grande entreprise pharmaceutique enregistre ses médicaments avant une certaine date pour bénéficier de plus d'avantages ADPIC-plus, mais ce mécanisme qui ne profiterait qu'aux plus fortunés dans les pays en développement et retarderait la commercialisation de génériques, permettrait à une entreprise de faire une demande d'enregistrement en s'appuyant sur les dépositions d'enregistrements antérieurs dans un autre pays, sans qu'il y ait d'obligation pour l'entreprise de commercialiser son produit. Il n'y a à l'heure actuelle aucun délai imposé pour mettre au point le dossier d'enregistrement et engager une action en justice pour obtenir l'autorisation de commercialiser un produit. *« Au lieu d'accélérer réellement l'enregistrement, PhRMA et le gouvernement américain s'entendent pour que les laboratoires puissent, comme à leur habitude, choisir où et quand enregistrer »* dans les pays en développement, dénonce le juriste américain Brook Baker [51].

Les dernières fuites en octobre 2011 (publiées par citizenstrade.org) de textes proposés en septembre à Chicago par les négociateurs américains révèlent au grand public que l'administration Obama pousse à l'adoption des exigences maximalistes des grands laboratoires : leurs propositions créeraient de nouveaux monopoles, allongeraient l'emprise monopolistique des laboratoires, élimineraient des sauvegardes, faciliteraient des abus, étendraient le contrôle exclusif des grands laboratoires sur les données des essais cliniques. Un texte répond aux inquiétudes de PhRMA sur la fixation du prix de produits pharmaceutiques par des gouvernements : la proposition américaine réduirait la liberté d'un gouvernement de fixer un prix car il y aurait obligation de se référer aux prix pratiqués dans d'autres pays, et permettrait même à des entreprises pharmaceutiques de jouer un rôle important dans le processus de remboursement des médicaments. Durant le 9e cycle à Lima au Pérou du 19 au 28 octobre 2011, les discussions ont porté sur les textes soumis par le USTR à Chicago sur la propriété intellectuelle et la fixation du prix des médicaments, sans que les négociateurs parviennent à un accord. L'adoption du Partenariat transpacifique impliquerait la révision de l'ALE signé entre les Etats-Unis et le Pérou, amendé en juin 2007 après le vote du Congrès de mai 2007 sur la nouvelle politique commerciale des Etats-Unis[52]. L'opposition au Partenariat transpacifique ne fait que s'amplifier en Amérique latine et en Asie avant la rencontre annuelle des 21 pays membres du forum de coopération économique Asie-Pacifique de novembre 2011. A la 10e rencontre en Malaisie, des manifestants accueillent la délégation américaine au cri *« non à cet accord »* . Au même moment, quatre juristes américains publient leur analyse des propositions américaines sur la propriété intellectuelle et la fixation du prix de médicaments ; leur conclusion est sans appel : *« les propositions américaines, si elles étaient adoptées, créeraient les normes les plus élevées de protection de la propriété intellectuelle et de mise en application de ces normes de tous les ALE signés jusqu'ici. S'il était adopté, le Partenariat transpacifique conduirait de façon prévisible à une hausse des prix et à moins d'accès à un large éventail de produits de consommation dans de nombreux pays membres du Partenariat transpacifique, des médicaments aux livres scolaires à l'information sur internet, sans aucun avantage ou alors un avantage minime.... »* . Ils conseillent donc en conclusion à tous les membres de la négociation du Partenariat transpacifique de rejeter les normes maximalistes américaines [53]. De plus en plus de commentateurs de la société civile déplorent le manque de transparence de ces négociations alors que de grands groupes industriels comme Pharma, BIO - Biotechnology Industry Organization - , RIAA - Recording Industry Association of America - ont accès aux textes et les font modifier à leur convenance. Ils craignent que les Etats-Unis cherchent à imposer à des pays en développement une protection de la propriété intellectuelle semblable à celle des Etats-Unis. Au 11e cycle de négociations à Melbourne en mars 2012, c'est un réseau de séropositifs vietnamiens qui tente d'alerter l'opinion publique internationale sur les conséquences du Partenariat transpacifique ; leur pétition demande au gouvernement américain le rejet des clauses ADPIC-plus, aux gouvernements des autres pays qui négocient le Partenariat transpacifique un accès durable aux médicaments génériques et un examen des conséquences de l'Accord sur les ADPIC sur l'accès aux médicaments, au gouvernement vietnamien la fin de négociations secrètes et à toute la société civile des pays qui négocient le Partenariat transpacifique de mettre fin aux ALE qui restreignent l'accès aux génériques. L'opposition des partenaires des Etats-Unis ainsi que celle des entreprises américaines de génériques et d'internet aux propositions américaines sur la propriété intellectuelle conduisent les participants aux négociations à se rencontrer à des sessions intermédiaires entre les grandes sessions bimensuelles, dont la session intermédiaire au Chili en avril 2012. Peu satisfaits des résultats de l'ALE signé entre le Chili et les Etats-Unis en 2004, les Etats-Unis exigent des changements importants de la législation chilienne ; selon le porte-parole de Public Citizen, *« le Partenariat transpacifique représente un moyen détourné du USTR pour venir à bout du processus législatif et démocratique (du Chili) et obtenir les concessions exigées depuis longtemps par les grandes entreprises pharmaceutiques »* [54]. Au 12 cycle de négociations du 8 au 18 mai à Dallas au Texas, un vent de fronde souffle dans certaines délégations qui prennent leurs distances par rapport aux négociateurs américains sur la question de la propriété intellectuelle. Le 13 juin 2012, le dernier document révélé par Public Citizen concerne la réglementation sur les investissements internationaux qui favoriserait les grandes entreprises, et menacerait aux Etats-Unis les protections environnementales, sanitaires ou sociales acquises au terme de longues luttes : de grandes entreprises étrangères pourraient introduire des recours contre des décisions juridiques ou réglementaires américaines devant des tribunaux internationaux privés ; ceux-ci pourraient annuler la législation américaine et imposer des sanctions. L'écart entre ce que demandent les grands groupes industriels et ce que les différents pays sont prêts à leur accorder ne fait que se creuser. Durant le 13e cycle de négociations, du 2 au 10 juillet 2012 à San Diego en Californie, des pétitions signées par 134 Démocrates au Congrès, et des élus aux Chambres des 50 Etats, reprochent à l'exécutif de les tenir à l'écart des négociations et de ne pas leur transmettre l'ébauche du projet d'accord ; d'autres pétitions portées par la coalition StopTheTrap.net qui a recueilli 90 000 signatures d'Américains préoccupés par la menace de censure sur Internet, par l'AFL-CIO qui a aussi recueilli près de 90 000 signatures de syndiqués qu'inquiètent les nombreuses délocalisations et la montée du chômage, et par des associations de défense de l'environnement qui redoutent les conséquences de décisions de tribunaux internationaux favorables aux très grandes entreprises, marquent le début d'un mouvement de contestation aux Etats-Unis ; il sera amplifié à la fin du mois lors de la 19e Conférence internationale sur le VIH/SIDA par des manifestations de rue à Washington. Au même moment, différentes associations de malades en Asie s'indignent de ce que l'administration Obama défende l'accès aux soins pour tous aux Etats-Unis tandis qu'elle cherche à retarder l'accès aux médicaments génériques dans les pays en développement. Quant aux associations luttant pour l'accès aux soins aux Etats-Unis, elles font valoir que la politique commerciale des Etats-Unis favorisant l'accès aux médicaments princeps est incompatible avec la politique de santé de l'administration Obama qui affirme vouloir parvenir à *« une génération libérée du SIDA »* . Enfin, le 9 juillet, durant les négociations de San Diego, paraît le rapport de la Commission mondiale sur le VIH et le droit, créée par le Programme des Nations unies pour le développement (PNUD) ; ce rapport condamne clairement le Partenariat transpacifique [55]. En Malaisie où les associations de malades et les syndicats militent contre l'ALE Union européenne-Malaisie et le Partenariat transpacifique, le Ministre de la santé, Liow, déclare son opposition au Partenariat transpacifique, en particulier à l'allongement de la durée des brevets de 5 à 10 ans et aux dispositions concernant l'arbitrage investisseur-Etat qui restreignent la liberté de l'Etat de légiférer dans l'intérêt public. Lors du 14e cycle de négociations qui s'ouvre à Leesburg en

Virginie le 6 septembre 2012, une petite coalition d'activistes tente d'alerter l'opinion publique américaine sur le danger que représente le Partenariat transpacifique par des manifestations et des actions de désobéissance civile. Mais dans cette période pré-électorale, le débat politique dominé par les deux grands partis n'aborde pas la question du Partenariat transpacifique ; seule une minorité d'Américains en connait les enjeux et dénonce une tentative des grands groupes industriels, comme ceux du tabac, du pétrole, de la pharmacie et de la distribution, de créer un modèle de libéralisation totalement à leur avantage dans lequel les investissements des grandes entreprises sont protégés grâce à l'arbitrage investisseur-Etat, sans les restrictions d'une réglementation nationale au service de l'intérêt général. Lors du 15e cycle de décembre 2012 à Auckland en Nouvelle Zélande, le Canada et le Mexique ont rejoint les 9 pays qui négociaient le Partenariat transpacifique depuis trois ans ; trois rencontres sont prévues en 2013 avant la signature de l'ALE en octobre 2013. A l'ouverture de ce 15e cycle de négociations secrètes, les groupes représentant la société civile ne se sont vu accorder que 15 minutes chacun pour présenter leurs arguments. Les mouvements pour l'accès aux médicaments et au savoir s'insurgent contre la mainmise des multinationales sur tous les secteurs d'activités, mais voient dans le Partenariat transpacifique la possibilité de relier divers mouvements sociaux et de créer une vaste coalition *« pour communiquer une vision du XXIe siècle d'une économie de l'accès libre au savoir »* [56]. Au 16e cycle de négociations en mars 2013, les propositions américaines concernant la propriété intellectuelle et l'accès aux médicaments ne sont pas modifiées, mais sont seulement débattues dans l'opacité la plus totale par les négociateurs des onze pays ; des organisations comme MSF et Public Citizen s'inquiètent du danger qu'elles fassent partie du texte final en octobre 2013 sans que les partenaires des Etats-Unis aient pu les modifier à l'issue d'un débat transparent. Alors que les Etats-Unis laissent entrevoir la possibilité d'ouvrir les négociations du Partenariat transpacifique à d'autres membres du forum de la coopération économique de l'Asie-Pacifique, et que le Japon prend la décision de se joindre aux onze participants, l'Union européenne et les Etats-Unis se proposent de négocier un vaste accord commercial, TAFTA ; il réintroduirait de nombreuses mesures de l'ACAC rejetées par le Parlement européen en juillet 2012 et reprises dans le projet d'accord CETA entre l'Union européenne et le Canada. Grâce à ces accords qui ne se bornent pas à développer le commerce international, mais visent à libéraliser les économies de l'Asie-Pacifique, à déréguler celles du continent nord-américain et de l'Europe, les Etats-Unis et l'Union européenne cherchent à renforcer la position monopolistique de leurs grandes entreprises, inquiètes du défi que leur lancent les principaux pays émergents.

Chapitre 4 : Le débat à l'OMS.

En dehors de pays en développement et de ONG, la communauté internationale n'a pas interpellé le gouvernement américain pour son soutien inconditionnel aux grandes entreprises pharmaceutiques. La crise sanitaire au début du XXIe siècle devient si alarmante que les Nations unies décident la création du Fonds mondial de lutte contre le sida, la tuberculose et le paludisme en juin 2001 ; en 2003, l'administration Bush crée son propre programme de lutte contre le SIDA dans quinze pays, the President's Emergency Plan for AIDS Relief (PEPFAR) ; mais durant les premières années qui suivent le lancement de ces initiatives, les sommes débloquées restent dérisoires par rapport aux besoins. En janvier 2005, MSF constate que seulement 700 000 personnes contaminées, soit 12% des presque 6 millions de personnes qui ont besoin d'ARV dans les pays en développement y ont accès [57].

Depuis la rencontre de Doha, face à une crise sanitaire qui ne fait que s'aggraver, des pays en développement et des ONG – Health Action International (HAI), Oxfam, Médecins sans frontières (MSF), Third World Network (TWN), Knowledge Ecology International (KEI) (alors dénommé Consumer Project on Technology), Treatment Action Group (TAG), People's Health Movement (PHM) – ont enclenché une réflexion sur les conséquences de l'Accord sur les ADPIC afin de remplacer le système de brevets par un système plus équitable pour les pays pauvres. Cinq d'entre elles ont même lancé un appel à la création d'une nouvelle convention internationale sur la RD lors d'une réunion à Hosbjor en Norvège en avril 2001.

En effet, les pays en développement n'ont pas accès aux médicaments dont ils auraient besoin, à cause de leurs prix exorbitants fixés par des entreprises monopolistiques, de l'absence de recherche médicale sur des maladies de pays pauvres qui n'offrent pas de marchés lucratifs à l'industrie pharmaceutique comme les maladies tropicales négligées[58], le VIH chez les enfants et même la TB, et enfin de l'inadaptation de médicaments conçus pour des pays développés à des pays ou régions aux ressources limitées. Plus de deux milliards d'êtres humains sont privés de médicaments. Il faut changer les règles du commerce mondial pour que les pays pauvres puissent avoir le droit de produire ou d'importer des copies génériques à bas prix ; il faut créer un fonds de 5 milliards de dollars pour financer un réseau mondial de centres de recherche sur les maladies infectieuses des pays en développement ainsi qu'un fonds international pour subventionner l'achat et la distribution de médicaments dans les pays les moins avancés, préconise Oxfam dès 2001[59].

Pour de nombreuses ONG, l'OMS devrait promouvoir l'accès aux médicaments ainsi que la RD sur les maladies qui affectent les pays en développement, mais ces ONG s'inquiètent du partenariat grandissant entre l'Organisation mondiale de la santé (OMS) et le secteur privé depuis l'arrivée de Madame Brundtland à la direction de l'OMS en 1998. *« A l'heure actuelle, l'OMS participe activement à un certain nombre d'initiatives internationales pour la santé liées à des intérêts puissants du secteur privé. Elle collecte aussi de plus en plus de fonds d'entreprises commerciales et de groupes apparentés pour soutenir son programme de travail. Cette sujétion croissante de l'OMS au secteur des entreprises et à ses ressources financières risque de faire dévier l'OMS de sa fonction normative et de son rôle de décideur concernant les problèmes de santé publique »* dénonce HAI [60]. Dans une lettre ouverte à Madame Brundtland de 2001, Ralph Nader écrit *« beaucoup de gens sont préoccupés par le fait que l'OMS ait accepté qu'une poignée de grandes compagnies pharmaceutiques exercent une influence indue sur ses programmes »* [61]. A partir de 2001, la Fondation américaine Bill and Melinda Gates joue un rôle de plus en plus important et contestable dans le domaine de la santé, et à partir de 2006, devient la fondation la plus riche et influente du monde. Le gouvernement américain s'immisce constamment dans la politique de l'agence onusienne durant le mandat de Jong-Wook Lee de 2003 à 2006 ; le rédacteur en chef de la revue médicale anglaise The Lancet affirme même : *« Le gouvernement américain a un rôle direct dans chaque décision importante prise à Genève, et même presqu'un rôle de veto »* [62].

Tout en étant conscients de l'influence grandissante du secteur privé et du gouvernement américain sur l'OMS, les partisans d'une révision de l'Accord sur les ADPIC se sont adressés au Conseil exécutif de l'OMS et à sa 55e Assemblée en 2002 pour leur demander de faciliter l'accès aux médicaments essentiels et d'encourager la recherche de traitements pour les maladies négligées. Ils ont souhaité que l'OMS s'engage à faire appliquer la Déclaration de Doha, se range aux côtés des pays en développement dans la controverse sur le paragraphe 6, et fixe clairement les lignes directrices censées orienter ses interactions avec le secteur commercial. Les associations de défense des personnes séropositives (Act Up-Paris, Healthgap aux Etats-Unis) sont plus ouvertement critiques de l'OMS ; selon elles, l'OMS a retardé l'accès aux ARV alors que près de 3 millions de séropositifs sont morts en 2003 ; seulement 400 000 personnes ayant besoin d'un traitement anti-rétroviral dans les pays en développement étaient soignées à la fin de l'année 2003 [63]. L'OMS a donné la priorité à la prévention alors que la production de génériques et la faisabilité démontrée de soigner des malades dans des pays aux ressources limitées permettaient de sauver des vies, de ne pas créer des millions d'orphelins et d'enrayer l'épidémie ; cette politique d'atermoiement répondait, selon elles, aux demandes américaines[64] et s'explique par le fait *« que l'OMS est sous la menace permanente de coupes budgétaires de la part des pays riches et dépend de plus en plus de la générosité de donateurs privés qui assurent les 2/3 de son budget »* [65].

A mesure que s'éternisaient les négociations sur la question du paragraphe 6 à l'OMC, les partisans d'une révision de l'Accord sur les ADPIC dont la position était renforcée par divers rapports, parmi lesquels celui de la Commission gouvernementale britannique sur les droits de propriété intellectuelle, ont réclamé un large débat à l'OMS sur l'accès aux médicaments. Le débat est enfin lancé en 2003 ; la résolution finale adoptée par l'Assemblée mondiale de la santé de 2003 est un compromis sur les droits de propriété intellectuelle et la santé publique, élaboré à partir du texte du Brésil, mais affaibli par les Etats-Unis et les pays européens. Le Directeur général de l'OMS doit constituer un organisme chargé *« de faire une analyse des droits de propriété intellectuelle, de l'innovation et de la santé publique, dont la question du financement approprié et des mécanismes propices à la création de nouveaux médicaments et produits médicaux pour lutter contre les maladies qui affectent de façon disproportionnée les pays en développement »* . Il n'était plus demandé au Directeur général que de coopérer avec les Etats membres, s'ils le souhaitaient, pour réduire les effets négatifs d'accords commerciaux. Même si le texte proposé par les Etats-Unis n'avait été soutenu par aucun pays parmi les 191 autres pays représentés, les Etats-Unis étaient cependant parvenus à éliminer ou atténuer les revendications mettant en cause le système des brevets.

La Commission sur les droits de propriété intellectuelle, l'innovation et la santé publique (CIPIH), composée de dix personnalités, ne rendra son rapport qu'en 2006. Dans l'intervalle, l'idée d'un traité international sur la RD est évoquée à l'Assemblée mondiale de la santé en 2005 et suscite une réaction hostile des multinationales pharmaceutiques. En janvier 2006, le Brésil et le Kenya proposent la création d'un groupe de travail d'Etats membres, chargé de définir les priorités en matière de santé, d'établir un cadre global de soutien financier à une recherche répondant aux besoins des malades, et de s'assurer que les avancées scientifiques conduisent à la production de médicaments, de vaccins et d'instruments sûrs et d'un prix abordable. Cette proposition est soutenue par 240 scientifiques de 47 pays, 234 groupes de consommateurs de 113 pays ainsi que par des parlementaires européens. La résolution demande aussi au Directeur général de l'OMS de s'assurer que les nombreux ALE ratifiés ne compromettent pas les flexibilités offertes par l'Accord sur les ADPIC et respectent la Déclaration de Doha. La résolution du Brésil et du Kenya n'est pas retenue. Le rapport de la Commission CIPIH d'avril 2006 reconnaît que *« les brevets ne constituent pas un facteur pertinent ni un moyen pour stimuler la RD et commercialiser de nouveaux produits là où le pouvoir d'achat est très faible »* , mais ne propose pas d'alternative et se borne à faire des recommandations qui apparaissent souvent comme des vœux pieux.

Néanmoins, tout en ayant conscience de la tactique obstructionniste du Secrétariat de l'OMS à propos de la résolution du Brésil et du Kenya, les pays en développement, notamment le Brésil, le Kenya, la Thaïlande et l'Afrique du Sud, vont saisir l'occasion fournie par ce rapport qui a pour la première fois abordé la question de l'accès aux médicaments et des droits de propriété intellectuelle : ils lancent aux Etats membres de l'OMS un appel à créer un nouveau cadre de soutien à la recherche qui réponde aux besoins des pays en développement, et *« à élaborer un plan mondial d'action pour assurer un financement conséquent et durable pour le développement et l'accessibilité de produits traitant les maladies qui affectent de façon disproportionnée les pays en développement »* . Après des négociations tendues, l'Assemblée mondiale de la santé adopte en 2006 la résolution 59.24 qui institue un groupe de travail intergouvernemental (IGWG) chargé d'élaborer une stratégie et un plan d'action mondiaux : recenser les besoins en matière de santé des pays pauvres, trouver un financement durable et fournir à ces pays des médicaments, des vaccins et des équipements efficaces à un prix abordable. La résolution adoptée est saluée comme un *« accord capital »* par de nombreuses organisations qui avaient soutenu la résolution du Brésil et du Kenya, en dépit des ambiguïtés du texte de compromis qui ne prend pas position sur l'Accord sur les ADPIC, du délai de deux ans fixé pour le rapport demandé à l'IGWG, et surtout de l'opposition ouverte des Etats-Unis et de la Commission européenne, et de leurs pressions sur le Secrétariat de l'OMS et les Etats membres.

Les négociations engagées en 2003 vont se dérouler jusqu'en 2012 sans de véritables résultats concrets. Le rapport de force entre les pays riches, les Etats-Unis en tête, qui ne veulent pas voir remettre en cause les droits de propriété intellectuelle, et les pays en développement souhaitant une alternative au système des brevets, est trop inégal pour que l'Accord sur les ADPIC puisse être remis en question ou même amendé au cours de négociations à l'OMS. Les pays riches se sont acquis le soutien du Secrétariat de l'OMS qui a accordé une large place aux représentants de l'industrie pharmaceutique dans les réunions de l'Assemblée mondiale de la santé, et sont secondés par d'importantes délégations d'experts et de juristes ainsi que par divers groupes de pression à la solde des multinationales pharmaceutiques. Des pays émergents, l'Afrique du Sud, le Brésil, la Thaïlande, l'Inde, ainsi que des pays pauvres comme la Bolivie et le Bangladesh, souhaitent que l'OMS remplisse son mandat et impulse un nouveau système de financement des médicaments qui réponde enfin aux besoins sanitaires des pays pauvres. Conscients de l'opposition systématique des pays riches, ils espèrent obtenir quelques concessions avec l'aide de l'OMS, et sont prêts à des compromis. Les pays en développement n'ayant souvent qu'un représentant temporaire à Genève à qui l'OMS n'a pas fourni l'expertise nécessaire à la maîtrise de l'Accord sur les ADPIC et qui peut facilement être soudoyé par les Etats-Unis ou tout autre pays riche, à supposer qu'il ne soit pas lui-même déjà acquis à la politique néolibérale de l'OMC, ne luttent pas à armes égales avec les Etats-Unis et l'Union européenne.

Durant les deux années de mai 2006 à mai 2008, la mauvaise volonté des pays riches explique le peu de progrès des travaux de l'IGWG. A la tête du Secrétariat de l'IGWG, le Dr Howard Zucker est nommé deux mois plus tard président du groupe spécial international de lutte contre la contrefaçon de produits médicaux (IMPACT) dominé par les grandes entreprises pharmaceutiques et chargé de renforcer la propriété intellectuelle. Ce double rôle ne pouvait que nuire au fonctionnement de l'IGWG durant la première année. Quant au secrétariat de l'OMS, il montre peu d'intérêt pour faciliter le fonctionnement de l'IGWG. Les pays développés et les pays en développement continuent de s'opposer sur la mission confiée au groupe intergouvernemental, et sur le mandat de l'OMS plus généralement ; les Etats-Unis affaiblissent ou dévient les propositions des pays en développement, notamment celles du Brésil et d'autres pays de l'Amérique latine. La dernière session de l'IGWG du 28 avril au 3 mai 2008 se solde par un échec à cause de l'opposition systématique des pays riches à toute proposition innovante sur le financement de la RD. Pour MSF, *« l'IGWG n'a pas rempli sa mission »* [66]. Le texte transmis à l'Assemblée mondiale de la santé n'est pas complet, et malgré les compromis acceptés par les délégations des pays en développement, aucun accord n'a pu être trouvé sur 16 questions. L'OMS crée alors un groupe de travail pour que soit présenté à la fin du mois de mai 2008 un texte intitulé <u>Stratégie et un plan d'action mondiaux sur la santé publique, l'innovation et la propriété intellectuelle</u> à l'Assemblée mondiale de la santé de 2008. Le texte finalement voté par les Etats membres à cette Assemblée est salué comme une victoire aussi bien par les délégations de pays en développement comme le Brésil, que par de nombreuses ONG, même si la seule proposition concrète consiste à *« mettre en place, sous les auspices de l'OMS et pour une durée limitée, un groupe de travail d'experts (EWG) dont les travaux seront axés sur les résultats, établissant des liens avec d'autres groupes pertinents et chargé d'examiner le financement et la coordination actuels des activités de RD, ainsi que des propositions de nouvelles sources novatrices de financement pour stimuler la RD »* des maladies qui touchent de façon disproportionnée les pays en développement (WHA 61- 21, paragraphe 7) . En dehors de recommandations générales consensuelles, beaucoup de pays en développement et les ONG se réjouissent que l'OMS soit appelée à jouer *« un rôle stratégique et central concernant le lien entre la santé publique, l'innovation et la propriété intellectuelle »* , même si des dissensions importantes sont apparues au cours des négociations sur cette question. Les Etats-Unis ont réussi à affaiblir ou même faire omettre de nombreuses propositions des pays en développement, par exemple sur les conséquences de l'exclusivité des données scientifiques. Le fait que la mention de la dissociation entre le coût de la RD et le prix des produits sanitaires grâce à l'attribution de récompenses, ou que la mention de la création éventuelle d'un traité biomédical soient toutes deux précédées par *« le cas échéant »* et la deuxième fois de *« y compris, entre autres »* révèle une absence de volonté de changement radical ; le texte voté ne propose pas un programme cohérent de financement de la RD et ne remet pas en question le système de financement de la RD par les brevets.

L'année suivante, à l'Assemblée mondiale de la santé de mai 2009, les délégations américaine et européennes s'opposent au groupe composé du Bangladesh, de la Barbade, de la Bolivie, du Surinam, de Cuba, de l'Equateur, du Nicaragua et du Venezuela, et parviennent à ce que l'OMS ne soit pas partie prenante d'un traité biomédical sur la RD qui pourrait permettre une RD axée sur les besoins des pays en développement, et un accès équitable aux produits de santé ; une lettre de la société civile du 18 mai, journée d'ouverture de la 62e session de l'Assemblée mondiale de la santé, cosignée par 7 ONG, déplore que l'OMS ne soit plus un partenaire dans les négociations sur un traité. Il est convenu que la question d'un traité biomédical serait examinée par le groupe d'experts ; le Secrétariat de l'OMS, très sensible à la pression des Etats-Unis, justifie sa non-participation aux négociations sur un traité biomédical sur la RD en assurant que la question serait abordée par le groupe d'experts, tout en cherchant en coulisses à dissuader le groupe d'experts de traiter cette question.

A la première réunion de janvier 2009 du nouveau groupe de 24 experts nommés par l'OMS, ne furent convoqués que des représentants de l'industrie pharmaceutique et de la Fondation

Gates ; les informations filtrant des auditions suivantes de témoins indiquaient que le EWG n'innovait pas, mais défendait le statu quo, ce qui fut confirmé le 8 décembre 2009 par la publication par Wikileaks de documents montrant que la Fédération internationale de l'industrie du médicament (IFPMA) avait eu accès au rapport confidentiel de l'EWG, et notait avec satisfaction qu'il *« s'alignait sur la plupart des positions de l'industrie »* [67] ; l'IFPMA se réjouissait *« des nombreuses références à l'importance de la propriété intellectuelle ainsi que des citations de personnes interviewées qui réitéraient l'importance de la propriété intellectuelle pour l'innovation »* [68]. HAI concluait que *« la principale préoccupation de ce rapport semble être que les propositions soient compatibles avec le système de propriété intellectuelle existant »* [69], alors que, depuis 2003, il ne faisait qu'être répété que le système monopolistique de protection de la propriété intellectuelle ne répondait pas aux besoins des pays en développement. A la réunion du Conseil exécutif de l'OMS de janvier 2010, les pays en développement, notamment le Brésil, l'Inde, la Bolivie et la Thaïlande, reprochèrent au EGW de n'avoir pas rempli le mandat qui lui avait été fixé, et demandèrent un débat sur un rapport complet, et non pas sur la seule synthèse qui leur avait été présentée, d'où avait été expurgée une proposition de taxe sur les bénéfices de l'industrie pharmaceutique. Le 5 avril 2010, les gouvernements de la Bolivie et du Suriname rappellent que le EWG a ignoré des propositions de prix récompensant des découvertes médicales (comme le développement de tests rapides pour diagnostiquer la tuberculose, que réclamait MSF depuis des années) ainsi que celle d'un traité biomédical sur la RD, propositions adressées en septembre 2009 par le Bangladesh, la Barbade, la Bolivie et le Suriname. L'Assemblée mondiale de la santé de mai 2010 met fin à sept ans de concessions et d'atermoiements : les pays en développement rejettent le rapport du EWG qui a perdu toute légitimité à leurs yeux, et considèrent qu'un changement de modèle de RD est nécessaire ; ils veulent des mécanismes de financement qui dissocient le prix des médicaments du coût très élevé de la RD. Après plusieurs jours de négociations tendues durant lesquelles des pays de l'Amérique latine et des pays asiatiques, notamment l'Inde et la Thaïlande, ont affronté les Etats-Unis et l'Union européenne, l'Assemblée décide la création d'un nouveau groupe de travail : un groupe consultatif d'experts (CEWG) de 21 personnes, cette fois-ci choisies par les Etats membres et nommées par le Conseil exécutif de l'OMS, chargées d'examiner des propositions de financement dont certaines n'ont même pas été examinées ou approfondies par le EWG, ainsi que de faire de nouvelles propositions. La même résolution de l'Assemblée envisage que des propositions de financement durable soient explorées, dont un traité sur la RD, sous l'égide de l'OMS, alors même que, l'année précédente, l'OMS avait été exclue d'éventuelles discussions sur un traité biomédical ; malgré un conflit d'intérêts, Paul Herrling, Directeur de la recherche chez Novartis, auteur d'une proposition de financement de partenariats publics/privés favorable à l'industrie pharmaceutique qui devait être examinée par le CWEG, est accepté en tant qu'expert, en dépit de l'opposition de plusieurs ONG,.

Ce nouveau groupe de travail se réunit trois fois au cours de l'année 2011 : avant la deuxième session de juillet, en juin 2011, plusieurs ONG soumettent au CEWG leurs propositions concernant un traité international : selon ces organisations, *« cela exige un accord politique négocié entre les Etats sur les principes qui sous-tendent la RD, des méthodes pour générer des sources durables de financement et des dispositions justes pour le partage à la fois du coût et des bénéfices de la recherche médicale »* [70] . A la réunion du 18 novembre 2011, le président du CEWG annonce que le groupe de travail recommande une convention internationale contraignante en matière de RD, négociée sous l'égide de l'OMS, conformément à l'article 19 de la constitution de l'OMS ; il ne s'agirait pas de remplacer le système des brevets existant, mais de le compléter pour corriger des disfonctionnements. Selon le CEWG, les dépenses mondiales de recherche dans le domaine de la santé s'élevaient à 160 milliards de dollars en 2005 (dernier chiffre disponible), mais seulement 3.2 milliards étaient consacrés à la recherche sur les maladies négligées des pays pauvres[71]. Le 5 avril 2012, l'OMS publie le rapport du CEWG qui sera présenté à l'Assemblée mondiale de la santé en mai 2012. Ce rapport réitère les principes qui devraient être entérinés dans un traité : *« des dispositions équitables pour le partage des coûts de RD, le partage du savoir pour promouvoir le progrès scientifique et un accès équitable aux produits issus des activités de RD. Les concepts fondamentaux qui sous-tendent ces propositions sont la dissociation du prix des médicaments du coût de la RD, et l'implication de tous les gouvernements pour fixer des priorités et coordonner et financer les efforts de RD »* [72]. Le CEWG considère que l'OMS doit jouer un rôle central pour améliorer la coordination de la RD répondant aux besoins des pays en développement et que cette tâche nécessite des ressources importantes [73] ; un tel accord *« en augmentant les ressources publiques de l'OMS, signifierait que l'OMS se donne les moyens d'accomplir son mandat historique : amener tous les peuples du monde au niveau de santé le plus élevé possible »* écrit German Velasquez[74].

Mais la recommandation du CEWG risque fort d'être sans suite : en effet, dès le début de l'année 2011, alors même qu'était organisé le CEWG, à propos des difficultés budgétaires de l'OMS, sa Directrice, Margaret Chan, a présenté au Conseil exécutif un rapport sur une réforme de l'OMS qui priverait l'institution onusienne de son rôle dans la lutte pour le développement et l'accès de tous au niveau de santé le plus élevé possible ; au lieu de piloter la politique sanitaire mondiale, l'OMS deviendrait une agence purement d'assistance technique, de plus en plus sous le contrôle de groupes privés. En 2012, la Directrice de l'OMS et le Secrétariat de l'OMS sont loin d'être disposés à impulser un changement radical pour permettre l'accès des pays pauvres aux médicaments, et le projet d'un traité biomédical risque fort d'être rejeté, ou du moins mis au rancart par les pays riches qui ont mené à l'OMS une politique d'obstruction systématique à toute tentative de modification des droits de propriété intellectuelle. Pour MSF qui s'est fortement impliqué dans le combat pour un changement de paradigme de la RD, la recommandation la plus importante est que les Etats membres de l'OMS entament des négociations sur une nouvelle convention internationale contraignante sur la RD ; elle construirait un système pérenne de RD répondant aux besoins des pays en développement, financé par des fonds publics provenant des pays développés et des pays en développement. D'autres organisations comme HAI, ayant eu vent de réticences européennes considère que, s'il est nécessaire d'approfondir l'analyse des recommandations du CEWG, il ne faut pas retarder les négociations sur une convention-cadre. Le mercredi 23 mai 2012, les Etats membres de l'OMS doivent étudier quatre propositions : celles du Kenya et de l'Amérique latine sont favorables à l'adoption d'une convention, celles de la Suisse et des Etats-Unis lui sont hostiles. Alors que les Etats-Unis s'emploient la même semaine à défendre le système des brevets devant une commission de l'OMPI, il n'est pas surprenant qu'ils s'opposent catégoriquement à l'OMS à tout accord qui créerait un mécanisme de financement public. Ils reçoivent le soutien de délégués européens et en particulier du gouvernement français, du Canada et du Japon. Nombreux sont ceux à Genève qui s'étonnent de voir les Etats-Unis adopter une position aussi intransigeante étant donné que les Etats-Unis n'auraient pas à augmenter leur contribution déjà importante pour la RD, mais en réalité les Etats-Unis défendent le système des brevets adopté en 1994 à la demande des grandes entreprises pharmaceutiques, et veulent éviter à tout prix qu'un système financé par des fonds publics, dans lequel RD sont considérés comme des biens publics universels, puisse remettre en question l'ordre qui prévaut depuis 18 ans. Les grandes entreprises pharmaceutiques avaient décidé d'adopter un profil bas à Genève, mais *« en privé des compagnies pharmaceutiques ont fait pression sur des délégués pour bloquer toute mention d'une convention ou de tout autre instrument contraignant, et l'une d'elles s'est même plainte amèrement de l'idée que de nouveaux produits pharmaceutiques puissent être considérés des biens publics universels »* [75]. Le samedi 26 mai 2012, l'Assemblée mondiale de la santé adopte une résolution qui demande à la Directrice de l'OMS *« de convoquer une réunion ouverte à tous les Etats membres, sans limite de durée, afin d'analyser en profondeur le rapport et la faisabilité des recommandations du CEWG ...La réunion prendra aussi en compte les résultats de consultations nationales et de discussions de comités régionaux, et fera des propositions concernant (1) la coordination de la recherche,(2) le financement et (3) le contrôle des dépenses de RD »* ; la mention entre parenthèses d'un *« accord mondial contraignant »* dans le texte du 25 mai a disparu de la résolution du 26 mai ! Une fois de plus, sous la pression des Etats-Unis et de pays européens, les Etats membres de l'OMS reprennent l'analyse de recommandations plutôt que de signer une convention-cadre contraignante qui répondrait aux besoins sanitaires des pays en développement. Il n'est pas alors surprenant qu'à la rencontre du 26 au 28 novembre 2012 au siège de l'OMS, les Etats membres aient remis à 2016 des négociations sur un traité concernant la RD ; une fois de plus, ce sont les Etats-Unis et les membres de l'Union européenne qui se sont opposés à l'idée d'une convention internationale afin de préserver le modèle actuel d'innovation et de production pharmaceutiques, à la satisfaction des multinationales pharmaceutiques. Tout ce qui a résulté de la rencontre est une ébauche de rapport sur les recommandations du CEWG et une ébauche de résolution proposant un observatoire de la RD au sein de l'OMS et des projets pilotes aux fonctions à peine définies ; il était recommandé que le texte de cette résolution transmis au Conseil exécutif de l'OMS ne soit pas modifié. En janvier 2013, plusieurs pays (les membres de l'UNASUR, Cuba, la Chine, l'Indonésie, parmi les membres du Conseil exécutif) soutenus par des ONG et la revue britannique The Lancet, ont affronté les Etats-Unis, l'Union européenne, le Japon, la Suisse et ont bataillé pour que la résolution de novembre 2012, adoptée par seulement 25 pays tard dans la nuit, puisse être modifiée lors de l'Assemblée mondiale de la santé en 2013 ; la Directrice de l'OMS a finalement laissé à l'Assemblé mondiale de l'OMS de mai 2013 la décision d'ouvrir un nouveau débat sur la résolution. Rien n'indique un changement dans le rapport de force à l'OMS et ne laisse prévoir l'adoption en 2013 d'une convention contraignante.

Chapitre 5 : Une crise sanitaire qui risque de s'aggraver

A plusieurs reprises, à la conférence internationale sur le SIDA à Vienne en Autriche en juillet 2010, ainsi qu'en juin 2011 durant les négociations au Sommet de haut niveau de l'Assemblée générale des Nations unies sur le VIH/SIDA à New York, des militants pour l'accès aux ARV et pour le droit à la santé ont tenté d'alerter les Nations unies sur le danger que constituent les ALE en cours de négociation entre les Etats-Unis, l'Union européenne et des pays en développement : ces accords commerciaux menacent l'accès aux médicaments récents contre le VIH/SIDA et l'hépatite C, aux anticancéreux et aux médicaments qui soignent des maladies chroniques ; ils rendent l'accès aux génériques plus précaire dans une période où les pays en développement sont confrontés à des difficultés croissantes, en effet :

- Les pays donateurs reviennent sur leurs engagements

L'aide internationale pour lutter contre le VIH/SIDA, la tuberculose et le paludisme est restée stable de 2008 à 2011 : l'engagement pris par le G8 à Gleneagles en 2005 de fournir l'accès à un traitement à tous les Africains séropositifs qui en auraient besoin dès 2010, n'a pas été tenu. Seulement 36% des 14,6 millions de séropositifs qui avaient un besoin urgent de traitements étaient sous thérapie antirétrovirale en décembre 2009, soit 5,250 millions [76]. Moins de la moitié des femmes enceintes séropositives recevaient le traitement qui peut prolonger leur vie et éviter que leur bébé soit infecté. Deux ans plus tard, des progrès ont été accomplis selon le rapport de l'ONUSIDA de juillet 2012, « Ensemble nous mettrons fin au SIDA » : en 2011, plus de 8 millions recevaient une thérapie antirétrovirale, dont 6,2 millions en Afrique subsaharienne ; si le chiffres donné par l'ONUSIDA (16,8 milliards de dollars en 2011) indique une augmentation du financement de la lutte contre VIH/SIDA en 2011, c'est parce qu'un certain nombre de pays en développement affectés par l'épidémie ont augmenté le financement de traitements pour leurs propres citoyens séropositifs, mais 6,8 millions qui avaient besoin d'ARV, n'étaient pas soignés, seulement 57% des femmes enceintes séropositives dans les pays en développement recevaient un traitement antirétroviral ; et seulement un quart des 3,4 millions d'enfants séropositifs avaient accès aux ARV qui pouvaient leur épargner une mort précoce ; ainsi en 2011, le nombre de décès causés par le SIDA s'élevait encore à 1,7 million et le nombre de décès dus à la TB à 1,4 million, malgré une baisse continue du nombre de personnes contaminées ; seulement une personne sur 6, atteinte de la TB pharmaco-résistante, était soignée. Chaque année, un million de personnes, essentiellement des enfants, meurent du paludisme, et 500 000 personnes de maladies tropicales négligées. Les progrès réalisés ne permettent pas d'espérer que les objectifs du développement du millénaire que la communauté internationale s'est fixés pour 2015 soient atteints, sans une aide financière importante, *« sans un changement radical »* [77], selon le directeur de la campagne d'accès aux médicaments de MSF.

Quelques semaines avant la réunion de haut niveau sur le SIDA de l'Assemblée générale des Nations unies du 8-10 juin 2011, une étude HPTN 052, publiée par les National Institutes of Health (Institutions chargées de la recherche médicale, dépendant du Ministère de la santé et des services sociaux du gouvernement fédéral) des Etats-Unis le 12 mai 2011, confirmant d'autres études (et ce que de nombreux médecins avaient constaté sur le terrain) démontrait que lorsque des personnes séropositives sont sous traitement antirétroviral à un stade précoce de leur maladie, il y a 96% moins de risques qu'elles transmettent le

VIH à leurs partenaires séronégatifs. Cette étude capitale prouve qu'un accès précoce au traitement antirétroviral peut mettre un terme à l'épidémie du sida, mais exige un financement accru des programmes de traitement antirétroviral .

Au tout début du mois de juin 2011, l'ONUSIDA annonce qu'un investissement d'au moins 22 milliards de dollars en 2015 éviterait 12 millions de nouvelles infections et épargnerait la vie de 7,4 millions de personnes en 2020. Au Sommet sur le VIH/SIDA du 8 au 11 juin 2011, la communauté internationale se fixe l'objectif de fournir un traitement antirétroviral à 15 millions de séropositifs en 2015 et de réduire de 50% le nombre de décès de séropositifs coinfectés par le VIH et la tuberculose. Atteindre cet objectif en quatre ans exigerait un financement annuel de 22 milliards à 24 milliards de dollars (de 6 à 7 milliards de plus que l'investissement de 16, 8 milliards en 2011) pour prévenir de nouvelles infections et assurer un traitement à toutes les personnes séropositives qui ont besoin de traitements ; en Afrique subsaharienne, il faudrait un investissement supplémentaire de 2 à 3 milliards de dollars par an pour atteindre cet objectif [78]. Le Directeur de la campagne d'accès aux médicamens de MSF constate : *« Nous sommes à un tournant. Les leçons tirées de la lutte contre le VIH/SIDA au cours de la dernière décennie ainsi que la dernière preuve scientifique que le traitement est de la prévention, pourraient nous aider à venir à bout de l'épidémie. Comme on l'a dit : payer maintenant ou ne pas s'arrêter de payer »* [79].

L'aide internationale est d'une importance cruciale pour enrayer l'épidémie de SIDA, particulièrement dans les pays africains les plus pauvres ; cependant, malgré les succès remportés dans la lutte contre le VIH/SIDA, les synergies positives créées pour d'autres services de santé et l'exemplarité du militantisme des associations de séropositifs, la progression de l'aide internationale s'est arrêtée à la fin de la première décennie du XXIe siècle : les pays riches n'ont pas augmenté leur aide en 2008 et 2009, et l'ont même réduite en 2010 pour l'augmenter légèrement en 2011 au niveau de 2008[80]. Elle s'élève alors à 7,1 milliards. L'aide américaine à la lutte contre le VIH/SIDA, qui comprend le financement des programmes bilatéraux de PEPFAR dans 31 pays à faibles revenus, ainsi que les contributions au Fonds mondial et à l'ONUSIDA, a augmenté de 2004 à 2010 pour atteindre la somme de 5, 574 milliards en 2010, puis a baissé durant les quatre années suivantes[81]. Le financement des importants programmes bilatéraux de PEPFAR serait réduit pour la 4e année consécutive selon la proposition présidentielle de budget 2014 (1er octobre 2013-30 septembre 2014), malgré les promesses de l'administration Obama de mettre fin à l'épidémie. L'administration américaine, qui contribue pour un tiers au budget du Fonds mondial, n'a affecté que 1,05 milliard au Fonds mondial en 2010 alors qu'elle aurait dû verser 2, 7 milliards. Au 3e réapprovisionnement du Fonds mondial pour la période 2011-2013 en octobre 2010, les Etats-Unis se sont alors engagés à verser 4 milliards au Fonds mondial sur trois ans, alors que les organisations de lutte contre le VIH/SIDA demandaient 6 milliards. L'Europe a aussi réduit ses engagements envers le Fonds. Les engagements des pays donateurs pour la période 2011-2013 ne s'élevaient alors qu'à 11,7 milliards quand 17 milliards de dollars étaient nécessaires juste pour maintenir le niveau de financement des programmes en cours, et 20 milliards pour atteindre l'objectif d'un accès universel aux ARV en 2015. Un an plus tard, en novembre 2011, les pays riches décident alors de ralentir le financement du Fonds mondial : les coupes budgétaires aux Etats-Unis et dans plusieurs pays d'Europe occidentale entraînent l'annulation du 11e cycle de financement de propositions pour lutter contre le VIH/SIDA émanant des pays les plus pauvres, malgré les contrepropositions des membres de la société civile au Conseil du Fonds. Le Fonds mondial annonce qu'il n'y aura pas de subventions nouvelles durant les deux années à venir et que les 400 programmes en cours ne pourront pas augmenter le nombre de patients ou de services. Le financement des traitements de la TB pharmaco-résistante sera restreint. Après l'annulation du 11e cycle de financement du Fonds mondial, face au désastre sanitaire annoncé, Stephen Lewis réagit : *« ce n'est pas une question de crise financière ; c'est une question de priorités humaines »* ; après avoir exhorté le Président Obama à revenir sur la décision de ne consacrer que 4 milliards au Fonds mondial sur trois ans au lieu de 6, il ajoute : *« le budget de la défense des Etats-Unis s'élève à 1,9 milliard par jour. En d'autres mots, nous demandons que le VIH/SIDA reçoive une somme supplémentaire sur trois ans égale aux dépenses militaires d'un jour »* [82].

La réduction de l'aide internationale a eu des conséquences dramatiques pour de nombreuses personnes séropositives en Afrique subsaharienne : elles se sont vu refuser l'accès aux traitements ou accorder un traitement plus tardif et plus toxique ne tenant pas compte des derniers protocoles de l'OMS. Dans un rapport de mai 2010, No Time to Quit : HIV/AIDS Treatment Gap Widening in Africa, MSF décrit les conséquences du désengagement des donateurs internationaux de huit pays de l'Afrique subsaharienne, et de la détérioration des soins. Un autre rapport de MSF de mars 2012, En chute libre, qui rend compte d'une enquête dans 13 pays en Afrique et en Asie où travaille MSF, analyse les conséquences de l'annulation du 11e cycle de financement du Fonds : plusieurs pays pauvres de l'Afrique subsaharienne –le Malawi, le Mozambique, l'Ouganda et le Zimbabwe-n'obtiennent pas que leurs projets ambitieux de lutte contre le VIH/SIDA soient financés et doivent les annuler ou les retarder ; dans d'autres pays, MSF constate que *« les nouvelles initiations de traitement sont plafonnées et que le traitement est rationné »* [83]. L'Afrique subsaharienne n'est pas la seule à être affectée par la réduction des subventions du Fonds mondial ; en Europe de l'Est et en Asie centrale, pays à revenus intermédiaires, où le nombre de séropositifs continue d'augmenter chaque année, et en Europe de l'Est où l'on compte les taux les plus élevés du monde de TB pharmaco-résistante, la diminution des allocations du Fonds mondial ne permet plus de lutter efficacement contre ces deux épidémies. De plus, la réorganisation du Fonds mondial prévue en 2012 risque de donner la priorité à d'autres interventions que les traitements antirétroviraux, et d'imposer un plafonnement pour les allocations attribuées à un pays ou à une région, sans que les besoins des communautés affectées par le VIH/SIDA ne soient pris en compte.

Quant à la RD concernant les maladies négligées, les bailleurs de fonds (essentiellement le gouvernement américain, quelques gouvernements européens et deux fondations philanthropiques) ont consacré peu de ressources à la RD de médicaments innovants et d'outils diagnostiques fiables et appropriés pour soigner les populations affectées par ces maladies pour lesquelles n'existent que des médicaments obsolètes. Même si le financement de la RD a augmenté entre 2000 et 2011, seulement 4 nouveaux médicaments sur les 336 médicaments approuvés durant la période 2000-2011 traitent des maladies négligées (trois, le paludisme), mais aucune nouvelle molécule n'a été approuvée pour lutter contre les 17 maladies tropicales négligées (MTN) recensées par l'OMS, durant la même période, selon les comptes rendus de MSF et de DNDI à la conférence du 13-14 décembre 2012 à New York. Le *« déséquilibre fatal »* entre la RD et les besoins à l'échelle mondiale n'a pas changé depuis la parution de l'étude de MSF de 2001. Mais depuis 2009, la crise financière a encore réduit le financement de la RD, selon le rapport G-Finder de 2012 qui porte sur les années 2007-2011 : ainsi, depuis 2009, les bailleurs de fonds ont diminué leur contribution au financement de la RD portant sur trois MTN mortelles, le kala-azar, la maladie du sommeil et la maladie de Chagas, sur lesquelles travaille MSF ; en 2011, ce financement était inférieur à celui de l'année 2007. De plus, les bailleurs de fonds réduisent le financement de la RD alors même qu'une recherche prometteuse sur les MTN, menée par des partenariats publics-privés, qui devrait conduire à des études cliniques coûteuses, mais indispensables pour le développement de médicaments nouveaux, exige une augmentation de leurs budgets. Dans son analyse de juin 2012, Sortir de l'oubli, MSF déplore que la RD concernant les 17 maladies tropicales négligées ne soit pas une priorité à l'échelle internationale, mais dépende de la bonne volonté de quelques gouvernements et de fondations philanthropiques qui n'assurent pas un financement suffisant, fiable et pérenne.

- La difficulté d'obtenir des médicaments performants peu coûteux depuis 2005

Les organisations humanitaires ont alerté le grand public sur les conséquences de l'Accord sur les ADPIC depuis son adoption en 1995 : la concurrence des médicaments génériques allait diminuer puisque, au plus tard le Ier janvier 2000, tous les pays devaient appliquer les dispositions en matière de brevets de produits pendant 20 ans, à l'exception des pays en développement qui n'accordaient pas de brevets de produits et pouvaient profiter d'une période transitoire de cinq ans avant de se conformer aux règles de l'Accord ; c'était le cas de l'Inde dont les entreprises - Cipla en tête- purent produire et vendre des copies d'antirétroviraux durant toute cette période transitoire . A partir de 2005, tous les nouveaux médicaments innovants sont protégés par des brevets et sont beaucoup plus coûteux : l'Accord sur les ADPIC se révèle être une *« bombe à retardement »* . De plus, pour les malades qui développent une résistance aux médicaments de première ligne au bout de quelques années-ARV ou antibiotiques-il est impératif de pouvoir se procurer des médicaments de seconde ligne ; or, quand ces médicaments sont commercialisés dans les pays en développement, ils sont souvent protégés par des brevets et ainsi beaucoup plus chers que les médicaments de première ligne, et par conséquent inaccessibles pour la plupart des malades de ces pays qui n'ont pas d'assurance, et souvent trop coûteux pour des services de santé de pays comme ceux du Brésil ou de la Thaïlande qui assuraient l'accès à tous les séropositifs jusqu'alors. Il deviendra aussi difficile de développer des trithérapies à l'avenir à cause de l'existence d'une multitude de brevets détenus par plusieurs laboratoires. Pour traiter les personnes infectées par le VIH selon les derniers protocoles recommandés par l'OMS en 2006 et 2010, le coût est plus élevé, particulièrement quand les pays n'ont pas accès à des génériques ou sont exclus des accords de licences volontaires ; lorsqu'il s'agit de traiter un séropositif qui a développé une résistance à ses médicaments de première ligne, la combinaison classique de 3 antirétroviraux génériques est trois fois plus chère que le traitement de première ligne le plus abordable ; quant aux traitements de troisième ligne qui utilisent des ARV récents protégés par des brevets, leur prix est 14 fois plus élevé que celui des traitements les moins chers de première ligne ; leur coût exorbitant les rend inaccessibles aux séropositifs de pays à revenus intermédiaires qui n'ont pas droit aux rabais des pays les plus pauvres, indique MSF en 2012[84].

Il n'y a pas de programmes internationaux comme le Fonds mondial pour permettre aux pays en développement d'avoir accès aux médicaments innovants pour traiter les maladies non transmissibles, le cancer, le diabète, les maladies cardio-vasculaires ou les pneumopathies chroniques. Durant les négociations précédant la réunion de haut niveau de l'Assemblée générale des Nations unies sur les maladies non transmissibles du 19 au 20 septembre 2011 à New York, sous la pression de leurs industries pharmaceutiques qui détiennent de nombreux brevets sur des médicaments innovants destinés à traiter des maladies non transmissibles, les Etats-Unis et l'Union européenne ont cherché à éliminer toute référence à la Déclaration de Doha et au droit de tous les membres de l'OMC de *« protéger la santé publique et en particulier, de promouvoir l'accès aux médicaments pour tous »*. Les organisations de lutte pour l'accès aux ARV génériques se sont mobilisées pour défendre l'accès aux médicaments de personnes de plus en plus nombreuses dans les pays en développement souffrant de maladies non transmissibles ; ces militants se sont opposés à un groupe de pays développés, les Etats-Unis, l'Union européenne, le Canada et le Japon qui souhaitaient affaiblir le texte présenté à ce Sommet et éviter que des pays en développement aient recours à des licences obligatoires pour se procurer des anticancéreux ou des médicaments pour les maladies cardio-vasculaires protégés par des brevets. Ces activistes ne sont pas parvenus à ce que le terme épidémie soit utilisé pour décrire l'augmentation rapide des maladies non transmissibles dans les pays en développement, ce qui aurait facilité l'octroi d'une licence obligatoire sans l'obligation de négociations préalables avec le détenteur du brevet ; le compromis finalement adopté fut d'appeler ces maladies un défi aux proportions épidémiques. La

Déclaration finale ne mentionne pas Doha, mais demande *« plus d'accès à des médicaments et outils nécessaires pour le diagnostic et autres technologies, y compris grâce à l'utilisation complète des flexibilités de l'Accord sur les ADPIC »* .

- La nouvelle stratégie des grands laboratoires

Si une riche bourgeoisie, et dans certaines des économies émergentes, une moyenne bourgeoisie, qui a obtenu un embryon de couverture-santé, peuvent accéder aux médicaments innovants des grands laboratoires, la majorité des habitants des pays en développement ne peut compter que sur les médicaments génériques, s'il n'y a pas de brevets sur ces médicaments innovants dans leur pays, et dans le cas contraire, éventuellement sur des licences volontaires, mais surtout sur les flexibilités de l'Accord sur les ADPIC, les licences obligatoires et les importations parallèles.

La stratégie des grands laboratoires consistant à vendre des médicaments brevetés à un prix nettement inférieur dans des pays pauvres à celui auquel ils vendent ces médicaments dans les pays développés, stratégie appelée « prix différenciés » , a rarement permis des prix inférieurs à ceux auxquels conduit la concurrence entre des entreprises de génériques. Des chercheurs qui ont étudié la stratégie des prix différenciés concluent que cette politique donne le pouvoir décisionnaire à des entreprises privées dont les décisions concernant les prix ne prennent pas nécessairement en compte l'intérêt public[85]. Quant aux dons, ils ne constituent pas des solutions pérennes et ne ciblent que des minorités de malades. De plus, les réductions de prix ne peuvent pas s'appliquer dans les pays qui ont breveté certains médicaments ; c'est le cas de la Chine, de l'Afrique du Sud et de la Colombie qui n'ont pas pu obtenir les réductions du prix des ARV négociés par la Fondation Clinton en 2009.

Quant aux populations défavorisées des pays à revenus intermédiaires, elles ne peuvent pas espérer avoir accès aux médicaments innovants grâce à l'octroi de prix différenciés ou aux dons de médicaments, qui sont réservés aux pays les plus pauvres. Ainsi en 2011, les fabricants d'ARV n'offrent plus de rabais aux pays à revenus intermédiaires ; *« c'est un recul car les pays à revenus intermédiaires paient à nouveau des prix exorbitants pour les nouveaux médicaments »* [86], constate MSF. Cette ONG qui dresse chaque année un inventaire des prix des ARV, notait en 2011 que *« Tibotec/Johnson & Johnson n'accorde plus de réductions de prix à tous les pays classés à revenus intermédiaires ; Abbott n'accorde pas de rabais aux pays aux faibles revenus et aux revenus intermédiaires inférieurs pour un de ses médicaments ; et ViiV (Pfizer+ GlaxoSmithKline) n'offre plus de rabais aux pays à revenus intermédiaires (...). Merck vient de changer de politique et d'annoncer qu'il n'accorderait plus de rabais aux 49 pays à revenus intermédiaires pour son nouveau médicament raltegravir. Cette décision exclut des pays qui comptent de nombreux séropositifs »* [87]. Quant à la firme Abbott, son médicament Kaletra (lopinavir/ritonavir), développé grâce à des fonds publics, est disponible au prix de 400 dollars par personne et par an dans les pays les plus pauvres, mais le prix s'élevait de 1000 à 4000 dollars par personne et par an dans les pays à revenus intermédiaires en 2012 ; un tel prix rend ce médicament important inaccessible à de nombreux séropositifs. Fin novembre 2012, la firme Johnson & Johnson a annoncé sa décision de ne pas imposer de brevet pour son ARV de deuxième et troisième ligne, le darunavir, dans les pays aux faibles revenus et en Afrique subsaharienne, annonce trompeuse, car la firme n'a pas enregistré son médicament dans la plupart des pays à bas revenus, mais elle exclut les pays à revenus intermédiaires comme le Brésil où les séropositifs doivent débourser plus de 6000 dollars par personne et par an pour ce seul médicament.

Le projet d'alliance pour la recherche et la production d'ARV qui vise à améliorer et mieux coordonner les traitements, discuté en mai et juin 2012 à Londres et en Inde, confirme la nouvelle stratégie des grands laboratoires qui aspirent à contrôler les marchés des pays à revenus intermédiaires avec lesquels ils négocient pays par pays. En limitant leurs programmes de prix différenciés aux pays très pauvres et à l'Afrique australe, ils excluent de prime abord les séropositifs pauvres vivant en Amérique latine, en Asie, au Moyen-Orient, et en Europe de l'Est.

Les licences volontaires, grâce auxquelles les détenteurs de brevets autorisent des entreprises de génériques à produire et exporter des copies génériques de médicaments princeps moyennant le versement de redevances, imposent des conditions qui excluent un certain nombre de pays, notamment certains pays émergents, et limitent la concurrence de médicaments génériques. Le plus souvent, ces clauses restrictives restent secrètes, à l'exception de celles de l'accord signé en juillet 2011 entre la Communauté de brevets (Medicines patent pool) d'UNITAID[88] et la firme américaine Gilead. Cet accord limite les sources d'approvisionnement en principes actifs et ne permet qu'à des entreprises indiennes de génériques d'obtenir de Gilead des licences volontaires pour des molécules brevetées. Il confirme l'existence de la stratégie délibérée des grands groupes pharmaceutiques : Gilead cherche à exclure les pays à revenus intermédiaires et particulièrement ceux qui produisent des principes actifs comme la Chine, ou des génériques, comme la Chine, le Brésil, la Thaïlande ou l'Afrique du Sud ; Gilead espère ainsi restreindre la concurrence des génériques dans les pays émergents où les grands laboratoires occidentaux escomptent tirer d'importants bénéfices d'une minorité de patients. Il ne reste plus qu'une seule option pour les pays à revenus intermédiaires pour se procurer des génériques à bas prix : les flexibilités de l'Accord sur les ADPIC, et en premier les licences obligatoires.

- La difficulté d'octroyer des licences obligatoires

En fait, les pays en développement se sont toujours heurtés à l'opposition plus ou moins ouverte des Etats-Unis, de l'Union européenne, de la Suisse et du Japon lorsqu'ils ont voulu utiliser les flexibilités de l'Accord sur les ADPIC, particulièrement les licences obligatoires. Les diplomates américains et européens avaient fortement réagi en 2006-2008 lorsque la Thaïlande avait octroyé plusieurs licences obligatoires, dont une pour un médicament pour le coeur de Sanofi-Aventis. La firme Abbott avait durement sanctionné la Thaïlande pour la licence obligatoire concernant son ARV Kaletra. En 2009, lorsque le Président de l'Equateur décida de mettre en route un processus permettant l'octroi de licences obligatoires pour améliorer l'accès aux médicaments dans son pays, les diplomates américains à Quito tentèrent de s'y opposer grâce à leurs contacts dans trois ministères, comme l'ont révélé les télégrammes de l'Ambassade américaine de Quito d'octobre 2009 et février 2010, publiés par Wikileaks en 2011. Néanmoins, en avril 2010, l'Equateur octroyait une première licence obligatoire permettant l'importation d'un générique en remplacement du ritonavir, un des composants du Kaletra. Mais pour de nombreux pays en développement, le recours à une licence obligatoire est problématique : le rapport de force entre eux et les pays riches est souvent trop inégal pour qu'ils puissent courir le risque de sanctions économiques et politiques variées de la part des Etats-Unis ou de l'Union européenne. Dans de nombreux pays, les élites locales font souvent passer leurs intérêts économiques avant toute préoccupation de santé publique, et signent des ALE à clauses ADPIC-plus qui privent leurs concitoyens de tout recours aux flexibilités de l'Accord sur les ADPIC. Enfin, l'OMPI et les experts occidentaux en brevetabilité ont fait adopter des clauses juridiques ou techniques contraignantes en matière de brevets qui améliorent la protection de la propriété intellectuelle et rendent le recours à des licences obligatoires encore plus difficile pour les responsables de la santé de pays en développement.

La situation pourrait changer si les deux plus grands producteurs de médicaments génériques, l'Inde et la Chine ou un pays qui a des capacités de reproduction comme l'Indonésie, défient Big Pharma en émettant des licences obligatoires : en mars 2012, le Bureau des brevets de l'Inde a accordé pour la première fois une licence obligatoire à une compagnie de génériques, Natco, pour qu'elle puisse vendre la copie de l'anticancéreux Nexave de Bayer à un prix 97% inférieur à celui de Nexave, au grand dam de l'industrie pharmaceutique. Par la suite, le laboratoire Roche a annoncé sa décision de réduire le prix en Inde de deux de ses blockbusters anticancéreux, Herceptin et MabThera à la fin de l'année 2012. Herceptin, biomédicament pour le cancer du sein HER+2, est hors de prix en Inde où il n'y a pas de couverture médicale pour les femmes souffrant de cancers. L'entreprise Cipla, qui avait défié les multinationales pharmaceutiques en 2001, devance Roche et réduit le prix de trois anticancéreux de 75% en mai 2012, ce qui va changer l'accès aux anticancéreux en Inde et dans les pays où elle exportera ces médicaments. Six mois plus tard, Y.K.Hamied, qui dirige Cipla, annonce sa décision de réduire le prix d'autres anticancéreux, et en novembre 2012, réduit de 63% le prix de trois anticancéreux. En mars 2013, suivant l'exemple de Natco, BDR Pharmaceuticals a déposé une demande de licence obligatoire pour l'anticancéreux Dasatinib que vend Bristol-Myers Squibb à un prix très élevé en Inde.

Les diplomates américains ont fait part de leur mécontentement à l'annonce de la première licence obligatoire octroyée par l'Inde. Le Ministre du commerce des Etats-Unis, John Bryson, en visite en Inde, n'a pas pu s'empêcher d'exprimer son inquiétude à son homologue indien à propos de cette licence obligatoire. Quant à PhRMA, son président a fait savoir qu'il désapprouvait le recours à une licence obligatoire, prétendant qu'un pays ne peut y avoir recours qu'en état d'urgence. Bayer a fait appel de la décision du Contrôleur général et reçu l'appui de Novartis sur la question des licences obligatoires : le représentant de Novartis en Inde a condamné l'octroi de la première licence obligatoire en Inde ; comme le président de PhRMA, il a déclaré que les gouvernements ne doivent émettre de licences obligatoires que dans des *« circonstances extraordinaires »* , ce qui est contraire à l'article 31 de l'Accord sur les ADPIC et à la Déclaration de Doha. En mai 2012, lors de la promulgation de la Special 301 Priority Watch List, le Représentant américain au commerce extérieur indiquait que *« Les Etats-Unis vont suivre de très près l'octroi de licences obligatoires pour des brevets en Inde à la suite de l'interprétation fort large de la législation indienne dans une récente décision du Contrôleur général des brevets, tout en gardant à l'esprit la Déclaration de Doha sur l'Accord sur les ADPIC et la santé publique »* [89]. En juin, le gouvernement indien annonce son intention de fournir des médicaments génériques gratuits à tous les patients du secteur public à partir d'octobre 2012, ce qui devrait conduire à l'octroi de nouvelles licences obligatoires et ne pourra que mécontenter les pays occidentaux et leurs entreprises pharmaceutiques.

En septembre 2012, le gouvernement indonésien annonce sa décision de permettre la production et l'importation de génériques contre le SIDA et l'hépatite B dont les brevets sont détenus par de grands groupes pharmaceutiques, Merck, GSK, Bristol-Myers Squibb, Abbott et Gilead. ; dans ce pays très peuplé où seulement un tiers des séropositifs qui ont besoin de traitements antirétroviraux ont accès à des ARV, la décision gouvernementale d'avoir recours à des licences obligatoires est saluée comme une grande avancée par des ONG comme Public Citizen ou MSF qui encouragent d'autres pays à suivre l'exemple donné par l'Indonésie.

Deux mois après l'annonce de la première licence obligatoire par l'Inde, la Chine signale qu'elle a modifié sa législation sur la propriété intellectuelle et promulgué une réglementation afin de permettre à ses entreprises de génériques de faire des copies de médicaments protégés par des brevets, dans des situations d'urgence, ou des circonstances inhabituelles ou pour des raisons de santé publique. La Chine qui a un nombre croissant de séropositifs, veut enrayer l'épidémie de VIH sur son territoire et souhaite se procurer le tenofovir de Gilead à un prix abordable. Exclue par Gilead de l'accord avec la Communauté de brevets de 2011, elle a eu recours à des juristes occidentaux pour se préparer à octroyer des licences obligatoires pour son propre usage et pour l'exportation. Dotée de milliers d'entreprises de génériques et première exportatrice de principes pharmaceutiques actifs, à la rencontre sur le VIH/SIDA de Vienne en 2010, la Chine a fait part de son intention de produire des ARV génériques, et de coordonner ses efforts pour utiliser les flexibilités de l'Accord sur les ADPIC avec ceux d'autres pays émergents, le Brésil, la Russie, l'Inde et l'Afrique du Sud ; les ministres de la santé de ces BRICS se sont rencontrés pour la première fois dans la capitale chinoise en juillet 2011 en vue d'établir un mécanisme pour transférer des droits de propriété intellectuelle afin que les pays les moins avancés et les pays à revenus intermédiaires puissent avoir accès à des médicaments moins coûteux.

Conclusion

L'Accord sur les ADPIC assujettissait les pays en développement à des règles qui leur étaient très défavorables ; en février 2001, Cut the Cost, préfacé par le savant anglais Sir John Sulston, était un plaidoyer en faveur d'une révision de la réglementation de l'OMC La réglementation internationale en matière de brevets constitue une menace pour la santé des pauvres, tel est le thème de nombreux rapports d'Oxfam avant la rencontre de Doha ; en mars 2002, un rapport d'Oxfam, Trips and Public Health, concluait que les avantages de la propriété intellectuelle dépendent du niveau de développement d'un pays ; l'approche « une taille convient à tous » cause beaucoup de tort aux pays pauvres ; selon Oxfam, il faut accorder de plus longues périodes de transition aux pays en développement[90]. C'est aussi la conclusion d'un rapport du Programme des Nations unies pour le développement (PNUD) Making Global Trade Work for People de 2003. Plus récemment, une commission d'éminents experts du PNUD, la Commission mondiale sur le VIH et le droit, préconise en juillet 2012 une révision du régime de propriété intellectuelle pour les produits pharmaceutiques et recommande qu'en attendant cette révision, les membres de l'OMC suspendent indéfiniment l'application de l'Accord sur les ADPIC aux produits pharmaceutiques dans les pays à revenus faibles et intermédiaires[91] ; quatre mois plus tard, les pays les moins avancés, membres de l'OMC, demandent une prolongation de la période de transition sans clauses restrictives, jusqu'à ce qu'ils soient sortis du sous-développement, ce que les Etats-Unis et l'Union européenne refusent de leur accorder. Consciente de la difficulté de faire rapidement accepter la révision du système de propriété intellectuelle adopté en 1995, la Commission mondiale sur le VIH et le droit prône le recours aux flexibilités de l'Accord sur les ADPIC dans l'immédiat. Mais dans quelle mesure est-ce possible ?

De la même façon que les Etats-Unis exercèrent une pression sur l'Afrique du Sud et le Brésil pour les amener à ne pas avoir recours aux flexibilités de l'Accord sur les ADPIC, les Etats-Unis continuèrent après la Rencontre ministérielle de Doha à contourner indûment l'Accord grâce à de nombreux traités bilatéraux et régionaux de libre-échange avec des pays en développement ; ces traités ne permettaient plus à ces pays d'avoir recours aux flexibilités de l'Accord sur les ADPIC, et renforçaient le pouvoir monopolistique des grands groupes pharmaceutiques avec des conséquences désastreuses pour l'accès aux médicaments de la majorité des habitants de ces pays. Cinq ans plus tard, l'Union européenne adopte à son tour la même politique commerciale qui va bien au-delà de ce que prévoyait l'Accord sur les ADPIC.

Les pays en développement ont fait preuve de cohésion pour contrer l'offensive des grands laboratoires qui tentaient de renforcer leurs droits de propriété intellectuelle dans diverses institutions internationales, aux frontières de l'Union européenne, en Afrique de l'Est et dans la nouvelle organisation multilatérale l'ACAC, créée expressément dans le but de renforcer la protection de la propriété intellectuelle. Mais ils doivent se préparer à affronter de nouvelles tentatives des pays occidentaux pour reprendre le terrain momentanément perdu dans leur croisade anti-contrefaçon. Dans les négociations d'un accord de libre-échange avec l'Inde, les exigences de l'Union européenne pourraient mettre fin à la production et l'exportation de médicaments génériques qui ont valu à l'Inde d'être appelée « la pharmacie du Tiers-monde ». L'influence qu'exercent les groupes pharmaceutiques américains sur la politique intérieure comme sur la politique étrangère de l'administration Obama conduit celle-ci à renier les promesses faites par le candidat démocrate en 2008 ; l'administration Obama a engagé des négociations avec onze pays de la zone Asie-Pacifique qui visent à satisfaire les plus grandes entreprises américaines, en premier lieu les entreprises pharmaceutiques, et réduiront l'accès des malades des pays les moins avancés aux médicaments génériques essentiels pour leur survie.

Dans les négociations multilatérales à l'OMS, les Etats-Unis et les pays de l'Union européenne, soutenus par la Suisse et le Japon, ont eu recours à diverses manœuvres dilatoires pour différer durant près d'une décennie toute solution concrète au manque d'accès aux médicaments des pays en développement : un financement public pérenne qui ne remet pas en question l'Accord sur les ADPIC, mais complète le système des brevets là où il est défaillant, permettant l'accès à des médicaments efficaces d'un prix abordable, et la production de médicaments innovants pour les maladies négligées des pays pauvres.

Plus de dix ans après la Déclaration de Doha, on ne peut que constater que la majorité des habitants des pays en développement n'ont toujours pas accès aux médicaments qui leur épargneraient beaucoup de souffrances et leur permettraient de rester en vie : la responsabilité en revient aux gouvernements occidentaux et à leur soutien aux grandes entreprises du secteur pharmaceutique en dépit de toutes leurs professions humanitaires et de leurs programmes d'aide pour améliorer la santé dans les pays en développement[92]. Malgré certains succès limités dans la lutte contre le VIH/SIDA, la TB et le paludisme, la crise sanitaire risque de s'aggraver dans les années à venir à mesure que l'aide internationale se réduit, que la réglementation de l'Accord sur les ADPIC s'applique aux nouveaux médicaments et que les grands laboratoires tentent de tirer profit du développement économique de pays à revenus intermédiaires tout en rendant le recours aux flexibilités de l'Accord sur les ADPIC plus aléatoire.

L'espoir semble venir de pays émergents, producteurs de génériques, comme la Chine, l'Inde ou le Brésil : leurs gouvernements ne contestent pas ouvertement l'Accord sur les ADPIC, mais veulent pouvoir en utiliser les flexibilités pour étendre la couverture-santé en émettant des licences obligatoires leur permettant de fabriquer et d'exporter des copies de médicaments innovants. Enfin, l'Inde et la Chine, ne vont pas se limiter à la production et l'exportation de génériques ; ces pays ont investi des centaines de millions de dollars dans des usines de biotechnologie et sont sur le point de produire au moins une douzaine de bio-médicaments pour le traitement du cancer et du diabète, ce qui va constituer un nouveau défi pour Big Pharma, mais un espoir pour les malades des pays en développement. Il est très probable que, grâce à leur rapide développement scientifique et technologique, ces pays réussiront à concurrencer les laboratoires de recherche occidentaux, en commercialisant leurs propres médicaments innovants ; si une coopération s'organisait entre ces pays émergents et les pays aux ressources limitées, les pays en développement pourraient enfin avoir accès à des médicaments innovants à des prix abordables ainsi qu'à des médicaments adaptés à leurs besoins.

Notes

1 Ann Louise Colgan, Hazardous to Health : the World Bank and IMF in Africa, Africa Action Position Paper, avril 2002, p. 4
2 Oxfam, Debt Relief and the HIV/AIDS Crisis in Africa, juin 2002, p 13. Le Cameroun dépensait trois fois et demie ce qu'il consacrait à la santé en 2001-2002 pour rembourser sa dette, p. 1
3 Oxfam, Cut the Cost, février 2001, p. 15 et 16
4 Trois ans plus tard, l'OMS corroborait ces estimations en indiquant qu'environ 18 millions de personnes meurent de maladies qui pourraient être traitées ou guéries, essentiellement par manque d'accès à des traitements efficaces et d'un prix abordable dans les pays pauvres, OMS, the World Health Report, 2004, Annex table 2, 2004
5 Oxfam, TRIPS and Public Health, mars 2002, p. 8
6 Oxfam, US Bullying on Drug Patents : one year after Doha, novembre 2002, p. 2
7 Oxfam, Rien que des coûts, pas de bénéfices, 2007, p. 9
8 Ellen R.Shaffer & Joseph E.Brenner, A Trade Agreement's Impact on Access to Generic Drugs, Health Affairs, septembre/octobre 2009, vol. 28, no 5
9 Milagros Salazar, (Ip-health) Health-Peru : Cost of Medicines Out of Control, <http://ramoslink.info >, 2 février 2011
10 Oxfam, Robbing the Poor to Pay the Rich ? How the United States keeps medicines from the world's poorest, novembre 2003, p. 14 et 20
11 Report of the Industry Trade Advisory Committee on Intellectual Property Rights (ITAC-15) , 1 février 2006
12 MSF, Patents Do Matter in Africa According to NGOs, Campaign for Access to Essential Medicines, communiqué de presse, 17 octobre 2001
13 Stephen Lewis, UN SG, Special Envoy on HIV/AIDS in Africa, Nairobi, 25 septembre 2003 < relliott@aids.law.ca>
14 MSF : People Not getting the Treatment They Need to Stay Alive, 29 novembre 2006 <Sheila.SHETTLE@geneva.msf.org>
15 Nathan Ford, D.H.A., Edward Mills, Ph.D., and Alexandra Calmy, M.D. Rationing Antiretroviral Therapy in Africa - Treating Too few, Too Late, New England Journal of Medicine, 30 avril 2009
16 Jane Glavan, Access to anti-Retroviral Drugs in Brazil, The Lancet, décembre 2002, p. 1864

17 Ellen F.M.'t Hoen, The Global Politics of Pharmaceutical Monopoly Power, AMB, 2009, p. 46

18 MSF, Price control and patented drugs, Campaign for Access to Essential Medicines, 12 avril 2008

19 (Ip-health) (SUN) : Brazil : Moves on compulsory license after failed talks with drug company, 30 avril 2007, < Thiru@keionline.org>

20 Gaëlle Krikorian, Conditions d'usage des licences obligatoires, l'action du gouvernement thaïlandais, ANRS (ed.) Paris, 2010

21 (Ip-health) Petition in support of the LO in Brazil, 29 mai 2007, <gabriela@abiaids.org.br>

22 Oxfam & HAI, Trading Access to Medicines, How the European Union's trade agenda has taken a wrong turn, octobre 2009, p. 12

23 Joan-Hu-Yuanqiong, (Ip-health) Fw : Global AIDS Conference Sees Pledge of Access, Call For Funding ; IP Rights Discussed, 28 juillet 2010, <http://www.ip-watch.org/weblog/?p=11882&utm_source=daily&utm_medium=email&utm_campaign=alerts>

24 Lettre de Evo Morales à José-Manuel Barroso <http://haieurope.org/wp-content/uploads/2011/09/january-2009-letter-Evo-Morales-to-José-Manuel-Barroso.pdf>

25 Sophie Bloemen, European Union & Andean Community Trade Agreements, Intellectual Property & Public Health, HAI, 19 septembre 2011

26 Sangeeta Shashikant, IP Controversy on proposed IP rules at WCO, TWN Info services on Health Issues, 12 août 2008

27 (Ip-health) Intervention of India at MSF workshop at the WTO Public Forum, 30 septembre 2009

28 (Ip-health) Business STD : Choking India's Generic Exports, 29 janvier 2009, <http://business-standard.com/india/storypage.php?autono=3D347369>

29 (Ip-health) Peter Maybarduk, New fact sheet : ACTA and the Drug Monopoly Enforcement Agenda, 19 août 2009 <http://www.essentialaction.org/access/index.php?categories/18-Drug-monopoly-enforcement-agenda>

30 <http://www.laquadrature.net/wiki/Against_ACTA>

31 Sean Flynn & Bijan Madhani, ACTA and Access to Medicines, American University Washington College of Law, 10 juin 2011, p. 1

32 Oxfam, Statement regarding ACTA and Public Health, octobre 2011, p.1

33 Carlos Correa, The Push for Stronger Enforcement Rules : Implications for Developing Countries, ICTSD Programme on Intellectual Property Rights and Sustainable development, Executive Summary, décembre 2008

34 Raphaëlle Karayan, ACTA, future loi mondiale anti-piratage ? , 27 janvier 2012

<http://lexpansion.lexpress.fr/high-tech/acta-future-loi-mondiale-anti-piratage_280532.html>

35 Jonathan D.Rockoff, Drug Makers Struggle to Grow in Emerging Markets, 19 août 2012 <http://professional.wsj.com/article/SB20000872396390449003045775153779 1418. html>

36 <www.imshealth.com/postal/site/ims>, 2012

37 Rapport annuel du groupe Novartis, 2011, p. 148

38 MSF, HAI, Oxfam, Health Poverty Action, APN+ et ITPC, EU-India Free Trade Agreement : Investment and Intellectual Property Chapters Treaten Access to Medicines, 18 mai 2011, <www.msfaccess.org>

39 Shailly Gupta, (Ip-health) MSF Briefing Note : What Novartis Says and Why It Is Wrong, 4 octobre 2011 < shailly.17@gmail.com>

40 Sudip Chaudhuri, The larger Implications of the Novartis-Glivec Judgment, Economic & Political Weekly, 27 avril 2013

41 Brook Baker, (Ip-health) Biased IP Technical Assistance, Judicial Independence and Recusals – Novartis's Attack on India Patent Act and Beyond, 9 septembre 2011 <CA8FA6CO.15830%b.baker@neu.edu>

42 Sudip Chaudhuri, Chan Park & K.M.Gopakumar, Five Years Into the Product Patent Regime : India's Response, UNDP, décembre 2010, p. 103

43 cité par Michael T.Klare, Quad le Pentagone met le cap sur le Pacifique, Le Monde diplomatique, mars 2012

44 J.Calmes, Obama Talks Up Free Trade and Jobs at Asia-Pacific Meeting, New York Times, 12 novembre 2011

45 Zach Carter, Bill Daley's Big Pharma History : Drugs, Profits and Trade Deals, Huffington Post, 28 septembre 2011, <http://www.huffingtonpost.com/2011/09/28/bill-daley-big-pharma-trans-pacific-partnership_n_981973.html> Zach Carter, New Trade Deal Would Benefit Big Pharma At AIDS Programs'expense, Huffington Post, 5 octobre 2011 <http://.huffingtonpost.com/2011/10/05/aids-trade-regulations-patent-law_n_994940.html>

46 Thomas A.Faunce and Ruth Townsend, The TTP Agreement : challenges for Australian health and medicine policies, Medical Journal of Australia, 17 janvier 2011, p.

47 Proposal for TPP Intellectual Property Rights Chapter, 10 février 2011, article 8.1.

48 Ibid, article 8. 7.

49 Ibid, articles 14. 1 et 14. 4

50 Matthew Kavanagh, TTP : Deadly Negotiations Under Way ? 9 septembre 2011 <71AAB837-1D4E-4D24-9088-EC45285E08CC@healthgap.org>

51 Brook Baker, PhRMA's Sham Charm Campaign on TTP Access Window, 7 mai 2012, <CBCD4E76.27E7D%b.baker@neu.edu >

52 Public Citizen, briefing memo, Leaks at TPP Talks Confirm Obama Administration Backtracking from Bush Era Access to Medicines Commitments, 22 octobre 2011 <http://infojustice.org>

53 Sean Flynn, Margot Kaminski, Brook Baker, Jimmy Koo, Public Interest Analysis of the US TPP Proposal for an IP Chapter, American University Washington College of Law, 6 décembre 2011, p. 54

54 Peter Maybarduk, (Ip-health) Analysis : Chilean Law, Meds, the TPP--and USTR Bullying, 12 avril 2012 <pmaybarduk@citizen.org>

55 Commission mondiale sur le VIH et le droit, Risques, droit et santé, PNUD, groupe du VIH/SIDA, 9 juillet 2012, p. 95

56 Peter Maybarduk, The Trans-Pacific Partnership : Closed Negotiations Against the Open Knowledge Economy, Open Society Foundations, 5 décembre 2012 <http://www.opensociety foundations.org/voices/trans-pacific-partnership-closed-negotiations-against-open-knowledge-economy>

57 MSF : global AIDS treatment efforts not on track, Campaign for Access to Essential Medicines, communiqué de presse, 27 janvier 2005, p. 1

58 Oxfam, « De 1999 à 2004, on ne compte que 3 nouveaux médicaments destinés à traiter des maladies négligées sur les 103 nouvelles entités chimiques » , Investing for Life, 27 novembre 2007, p. 2

59 Oxfam, Cut the Cost, février 2001, p. 9, p. 33 et 34

60 HAI, 54e Assemblée mondiale de la santé : politique pharmaceutique. Le partenariat grandissant de l'OMS avec le secteur privé répond-il aux besoins en matière de santé publique ou aux priorités des compagnies ? mai 2001, p 1 et 2 <http://www.haiweb.org/campaign/PPI/wha54/briefingfr.html>

61 Jean-Louis Motchane, Quand l'OMS épouse la cause des firmes pharmaceutiques, juillet 2002 <www.mondediplomatique.fr/2002/O7/motchane/16708>

62 AP : US accused of interference ahead of vote for next WHO chief, 7 novembre 2006 <healthgap@listserv.critpath.org>

63 ONUSUDA, 4e rapport sur l'épidémie de SIDA, juillet 2004, p. 4

64 (Ip-health) Kennenth Roth, president de Human Rights Watch, Human Rights Watch on WHO and Access campaign, 8 janvier 2003 <mpalmedo@cptech.org>

65 (Ip-health) ACT Up-Paris, WHO : The list of the essential measures Mrs. Brundtland must take before the end of her current term, 29 janvier 2003 <ojablonski@free.fr>

66 (Ip-health) MSF : IGWG leaves the greater part of the job undone, 3 mai 2008 <James.ARKINSTALL@paris.msf.org>

67 (Ip-health) Wikileaks reports on IFPMA infiltration of WHO Expert Working Group on R&D Financing, 9 décembre 2009 <http:// keionline.org/node/ 718>
68 (Ip-health) Sarah Rimmington, Wikileaks : Big Pharma infiltrates WHO Expert Working Group process ; Wikileaks infiltrates Big Pharma, 9 décembre 2009 <srimmington@essentialinformation.org>
69 (Ip-health) LAC –EU Alliance & HAI Global : Open Letter to the Members of the Executive Board of the World Health Organization, 15 janvier 2010, <Terri@haiweb.org>
70 Health Action International Global Initiative for Health & Equity in Society, Knowledge Ecology International, Médecins Sans Frontières, Third World Network (TWN) , an Essential Health and Biomedical R&D Treaty, 22 juin 2011, <www.who.int/phi/news/phi_1_joint_submissiobn_en.pdf>
71 Naren Karunakaran, Why India Needs to Back a New R&D treaty in the Health Sector, Economic Times, 5 juillet 2012 <7909DE2-ED09-4DCB-8D88-95197E95AOFB@keionline.org.>
72 WHO's Consultative Expert Working Group, Research and Development to Meet Health Needs in developing countries : Strengthening Global Financing and Coordination, avril 2012, p. 53
73 Ibid, p. 21
74 German Velasquez, Pour de nouveaux modèles de RD de médicaments au service des patients : s'appuyer sur une convention mondiale obligatoire, conférence- débat, Pilule d'Or Prescrire, 2012, p 2
75 James Love, KEI Statement on WHA Resolution on CEWG on R&D : Financing and Coordination, 26 mai 2012, <http://keionline.org/node/ 1422>
76 WHO, UNICEF & UNAIDS, Towards Universal Access, Scaling up Priority HIV/AIDS Interventions in the Health Sector, Progress Report 2010, 28 septembre 2010, p. 13
77 Tido von Schoen-Angerer, Profound Health Impact for Small Change, The Huffington Post, 5 février 2010, <http://lists.critpath.org/pipermail/healthgap/2010-February/001355.html>
78 ONUSIDA, Ensemble nous mettrons fin au SIDA, 2012, p. 107-108
79 Dr Tido von Schoen-Angerer, MSF Statement at UN High-Level Meeting on HIV/AIDS, Campaign for Access to Essential Medicines, 14 juin 2011
80 ONUSIDA, Ensemble nous mettrons fin au SIDA, 2012, p. 106
81 The Henry J. Kaiser Family Foundation, The US President's Emergency Plan for AIDS Relief (PEPFAR) , juin 2012 <www.kff.org/globalhealth/upload/8002-04.pdf>
82 Stephen Lewis, ancien conseiller sur l'Afrique du Secrétaire des Nations unies, remarques en Ethiopie, 6 décembre 2011

<www.aidsfreeworld.org/Publications-multimedia/speeches/Stephen-Lewis-remarks-to-ICASA-2011.aspx>

83 MSF, En Chute Libre, mars 2012, p. 4

84 MSF, Untangling the Web of ARV Price Reductions, 15e édition, Juillet 2012

85 Suerie Moon, Elodie Jambert, Michelle Childs & Tito von Schoen-Angerer, A win-win solution ? A critical analysis of tiered-pricing to improve access to medicines in developing countries, Globalization and Health, 12 octobre 2011

86 MSF, Untangling the Web of ARV Price Reductions, 15e édition, juillet 2012

87 MSF, Companies Shut Down HIV Drug Discount Programmes in Middle-Income Countries, Where prices Can Be Over Ten Times Higher, Campaign for Access to Essential Medicines, communiqué de presse, 18 juillet 2011

88 UNITAID : facilité internationale d'achats de médicaments, financée par une taxe sur les billets d'avion et des contributions de pays donateurs. La Communauté de brevets, crée en 2010 par UNITAID permet à des entreprises, des chercheurs et des universités de confier leurs brevets à une entité-la Communauté de brevets- ; toute entreprise qui souhaite utiliser les inventions brevetées peut demander une licence à la Communauté de brevets moyennant le paiement d'une redevance au détenteur du brevet. Celui qui a obtenu la licence peut produire des versions génériques d'inventions brevetées et les exporter dans les pays couverts par la licence. Seul jusqu'en 2012, Gilead est parvenu à un accord avec la Communauté de brevets. En février 2013, ViiV qui appartient pour 75% à GSK et 13.5% à Pfizer, a signé un contrat avec la Communauté de brevets ; la licence obtenue sur l'ARV abacavir va permettre de traiter des enfants séropositifs dans 118 pays ; sont exclus des pays à revenus intermédiaires supérieurs comme la Chine ou le Brésil.

89 cité dans India objects to being put on US IPR Watch List, Economic Times, 9 mai 2012

90 Oxfam, TRIPS and Public Health, mars 2002, p. 16

91 Commission sur le VIH et le droit, Risques, droit & santé, PNUD, groupe du VIH/SIDA, juillet 2012, p. 98-99

92 Les Etats-Unis consacrent environ ¼ de 1% du budget fédéral à des programmes destinés à améliorer la santé dans les pays en développement.

Références bibliographiques

Chetley, Andrew, A Healthy Business ? World Health and the Pharmaceutical Industry, Zed Books Ltd, London and New jersey, 1990

Health Action International (HAI) <www.haiweb.org>, réseau mondial qui lutte pour améliorer l'accès aux médicaments essentiels ; le centre est à Amsterdam. A récemment publié des rapports sur la politique de l'Union européenne en matière de santé, notamment :

Impact of the EU-Andean Trade Agreements on Access to Medicines in Peru, Hai & IFARMA, octobre 2009

Trading Away Access to Medicines, How the European Union's trade agenda has taken a wrong turn, Hai Europe, en collaboration avec Oxfam, octobre 2009

European Union & Andean Community Trade Agreements, Intellectual Property & Public Health, Hai Europe, 19 septembre 2011

Healthgap <healthgap@listserv.critpath.org >, organisation américaine de lutte pour l'accès aux médicaments des personnes séropositives dans le monde. Ses articles paraissent souvent sur la liste Ip-health de Knowledge Ecology International

Knowledge Ecology International (KEI) , <http://lists.keionline.org/mailman/listinfo/ip-health_lists.keionline.org> précédemment Consumer Project on Technology, est une organisation américaine à but non lucratif dirigée par l'économiste James Love. KEI publie presque quotidiennement des articles sur la santé, la propriété intellectuelle, la politique commerciale des Etats-Unis et rend compte des luttes pour l'accès aux médicaments.

Médecins sans frontières (MSF) , en plus de toutes les ressources variées de la campagne pour l'accès aux médicaments essentiels, <www.msfaccess.org/resources> , MSF a publié notamment les rapports suivants :

Fatal Imbalance, septembre 2001 (conjointement avec DNDI)

HIV/AIDS Treatment in Developing Countries : the battle for long-term survival has just begun, 19 juillet 2009

No Time to Quit : HIV/AIDS Treatment Gap Widening in Africa, mai 2010

En Chute Libre, mars 2012

Sortir de l'oubli, 15 juin 2012

Medical Innovation for Neglected Patients, 12 décembre 2012

Oxfam, confédération de 17 organisations non gouvernementales qui luttent contre la pauvreté et les inégalités dans le monde ; elles sont regroupées au sein de la coordination Oxfam International dont le siège est en Angleterre. <www. oxfam.org/fr.>

Grâce à ses ressources variées (Policy and Practice, Policy Papers, Briefing Papers, News releases) Oxfam est une source importante d'information ; concernant l'accès aux médicaments dans les pays en développement, Oxfam a notamment publié les rapports suivants :

Cut the Cost, février 2001

Fatal Side Effects : Medicine Patents Under the Microscope, février 2001

Implausible Denial, Why the Drug Giants'Arguments on Patents don't Stack Up, Avril 2001

Formula for Fairness : Patients rights before patent rights, juillet 2001

TRIPS and Public Health, the next battle, mars 2002

US Bullying on Drug Patents, one year after Doha, novembre 2003

Robbing the Poor to Pay the Rich ? How the United States

keeps medicines from the world's poorest, novembre 2003

Undermining Access to Medicines : Comparison of 5 US FTAs , juin 2004

Patents Versus Patients, five years after the Doha Declaration, novembre 2006

Rien que des coûts, pas de bénéfices : les règles ADPIC-plus sur la propriété intellectuelle incluses dans l'ALE USA-Jordanie influencent l'accès aux médicaments, avril 2007

Eyes on the Ball - Medicine regulation, not IP enforcement can best deliver quality medicine, février 2011

Data Exclusivity and Access to Medicines-Empirical Evidence, février 2011

Public Citizen <www.citizen.org/trade/> , organisation américaine de défense des consommateurs fondée par Ralph Nader ; a publié de nombreux articles très documentés sur l'ACAC, le CETA et le Partenariat transpacifique

Third World Network (TWN) <www.thirdworldnetwork.net>, réseau d'organisations de pays en développement dont les articles sur la santé paraissent dans « Info Service on health issues » ainsi que souvent sur la liste Ip-health de KEI

T'Hoen, E.F.M., The Global Politics of Pharmaceutical Monopoly Power , AMB, 2009

UNDP, UNAIDS, The Potential Impact of Free-Trade Agreements on Public Health, mai 2012

Velasquez, German & Carlos Correa, L'accès aux médicaments, Entre le droit à la santé et les nouvelles règles du commerce international, l'Harmattan, janvier 2010.

Santé et Médecine

aux éditions L'Harmattan

Dernières parutions

RÔLE (LE) DES SOINS PALLIATIFS – Nouvelle édition
Geschwind Herbert
A la préoccupation de traiter la maladie, la médecine se soucie aujourd'hui d'apporter des soins aux mourants, à partir d'unités spécialisées en Soins Palliatifs. L'intérêt scientifique pour les moyens de guérir s'est déplacé vers la recherche des voies les moins traumatisantes du mourir. Parmi elle, l'euthanasie et l'assistance au suicide se sont révélées les plus sujettes à réflexions et débats. Ainsi se posent les questions de la «méthodologie» du mourir et celle de l'organisme ou de la personne chargée d'exécuter cette décision.
(Coll. Questions contemporaines, 26.00 euros, 262 p.)
ISBN : 978-2-343-00170-8, ISBN EBOOK : 978-2-296-53107-9

RISQUE (LE) BIOLOGIQUE – Une approche transdisciplinaire
Panoff Jean-Michel - Préface de Jean-Louis Le Moigne
Faut-il être biologiste ou biotechnologue pour avoir le privilège d'étudier le risque biologique ? Juristes, sociologues, théologiens, paysans, historiens, psychologues nous avertissent : la biologie, avant tout science des «yeux», glisse insidieusement vers une science des «mains», de l'étude de la vie vers la manipulation du vivant. Voici une construction d'une pensée complexe autour de la question du risque biologique, question qui nécessite urgemment d'être collectivement posée.
(Coll. Sociologies et Environnement, 38.50 euros, 388 p.)
ISBN : 978-2-296-99846-9, ISBN EBOOK : 978-2-296-53233-5

GYNÉCOLOGIE (LA) OBSTÉTRIQUE POUR LE GRAND PUBLIC
100 questions de femme
Badji Cheick Atab - Préface de Awa Niang Fall
Cet ouvrage apporte cent réponses à cent questions que les femmes se posent le plus souvent et qu'elles aimeraient poser à leur gynécologue sans en avoir toujours l'occasion ou le courage. Également destiné aux hommes, il leur permet de ne plus être exclus de l'intimité des femmes et de jouer pleinement leur partition dans cette grande aventure qu'est le couple...
(Coll. Harmattan Sénégal, 17.00 euros, 178 p.)
ISBN : 978-2-296-54900-5, ISBN EBOOK : 978-2-296-53228-1

GREFFES (LES) D'ORGANES : UNE NOUVELLE FABRIQUE DU CORPS
Kreis Henri - Préface du Pr Jean-Michel Dubernard
L'histoire de la fabrique du corps n'a été entreprise que dans le but de guérir ce qui ne pouvait l'être par la médecine alors disponible. L'idée était simple mais n'a

pu s'accomplir, jusqu'à ce jour, que par une transgression des mécanismes vitaux de l'être humain et qu'en ravivant ses angoisses eschatologiques. Sa réalisation a mis en question l'altruisme, le rôle du politique et de l'administration, les luttes de pouvoir, la collusion avec l'industrie pharmaceutique, l'éthique médicale...
(Coll. L'Éthique en mouvement, 25.50 euros, 260 p.)
ISBN : 978-2-343-00027-5, ISBN EBOOK : 978-2-296-53102-4

IMAGERIE (L') MÉDICALE
La fabrique d'un nouveau malade imaginaire
Briois Vilmont Laurence
La découverte des rayons X par le physicien Roentgen (1895) génère un bouleversement dans le monde médical : sans effraction cutanée, les intérieurs du corps humain vivant sont rendus visibles. Les techniques d'exploration prennent un essor considérable, devenant un outil diagnostique indispensable mais d'un usage dont la banalisation risque d'en négliger la réflexion. Le corps devenu mathématisable à la culture numérique appliquée aux images ne doit pas nous faire oublier la dimension humaine.
(Coll. Sciences et Société, 17.00 euros, 172 p.)
ISBN : 978-2-336-29284-7, ISBN EBOOK : 978-2-296-53222-9

À TOI QUI VA NAÎTRE
Ladjointe Xavier
Ils vivent ensemble et filent le parfait amour. Elle tombe enceinte. Il est tellement heureux qu'il commence à filmer leur vie pour leur futur enfant. Et puis il tombe sur ce concours de films. C'est alors qu'une autre grossesse inattendue d'un tout autre genre se déclare... Une grossesse cinématographique filmée ! Ce film est le premier docu-ciné prénatal de l'histoire du cinéma !
(20.00 euros)
ISBN : 978-2-336-00807-3

CURRICULUM MORTIS
Monier Lionel
Le temps d'un soin dit « de conservation ». Nous suivons les gestes d'un thanatopracteur au cours de son travail. À chaque étape, une question. Autant de chapitres au cours desquels nous partons à la rencontre d'interlocuteurs qui tentent d'y répondre. Un voyage au pays de la mort, afin de cerner la place que notre société accorde à ses morts, mesurer l'évolution des rapports que les vivants entretiennent avec eux, éclairer les liens fondamentaux qui unissent le vivre au mourir.
(20.00 euros)
ISBN : 978-2-336-00781-6

QUESTION (LA) DE L'EUTHANASIE
La loi Léonetti et ses perspectives
Hacpille Lucie - Préface de Jacques Ricot
L'émergence de la question de l'euthanasie est née dans le contexte de la bioéthique et des droits des patients. Dans cet ouvrage l'auteur choisit une approche herméneutique à partir des témoignages de personnes faisant l'expérience de

situations existentielles extrêmes que sont la maladie grave, les handicaps lourds, mais aussi les expériences d'otages ou de rescapés des camps de concentration.
(21.00 euros, 214 p.)
ISBN : 978-2-336-29082-9, ISBN EBOOK : 978-2-296-51545-1

ASSISTANCE (L') MÉDICALISÉE POUR MOURIR
Les soignants face à l'humanisation de la mort
Nkulu Kabamba Olivier
Depuis quelques années, les médecins sont confrontés à une demande croissante des patients en fin de vie réclamant que leur mort soit hâtée. Chaque sollicitation de l'aide médicale pour mourir place les soignants devant la problématique de l'humanisation de la mort qui, elle, engage de leur part la question fondamentale du «comment faire pour bien faire ?».
(Coll. Sciences et Société, 28.00 euros, 278 p.)
ISBN : 978-2-343-00065-7, ISBN EBOOK : 978-2-296-52986-1

UNE ÉTHIQUE POUR LE MALADE
Pour dépasser les concepts d'autonomie et de vulnérabilité
Benezech Jean-Pierre
L'éthique traditionnelle se fonde sur l'»autonomie» du sujet. Notre époque, elle, plébiscite la dimension de «vulnérabilité». Les soignants articulent souvent leur discours éthique sur ces thèmes. Mais pour une personne malade, ces deux concepts ne peuvent convenir pour construire une vie qui fait sens. Aussi, l'auteur propose le concept de la «personne étayée». Cette éthique originale constitue un nouveau paradigme, à rebours des valeurs antérieures, pour que chacun tente de tracer une vie « la moins mauvaise possible».
(Coll. Sciences et Société, 17.50 euros, 182 p.)
ISBN : 978-2-336-00857-8, ISBN EBOOK : 978-2-296-51645-8

LAZZARO SPALLANZANI (1729-1799)
Le père de la biologie médicale expérimentale
Lamendin Henri - Préface de Jean-Guy Ferrand. Préface du Docteur Robert Sire
Henri Lamendin retrace le parcours de Lazzaro Spallanzani, peu connu de la médecine contemporaine, pourtant considéré comme l'un des pères de la biologie expérimentale. En effet, il fut l'un des premiers à avoir démontré ses dires après les avoir éprouvés dans une série d'expériences. Voici dressé un portrait juste et équitable d'un chercheur hors normes, qui a légué à la médecine une oeuvre dont la valeur n'a d'égale que la rigueur.
(Coll. Médecine à travers les siècles, 14.00 euros, 140 p.)
ISBN : 978-2-343-00129-6, ISBN EBOOK : 978-2-296-51591-8

ECLAIR CARMIN
Batteault Rémy
«J'ai connu Isabelle à la maternelle. Atteinte d'une maladie rare, elle devient peu à peu aveugle. En effet, un stress trop grand ou un effort physique trop intense provoque une hémorragie oculaire, qui se traduit visuellement par un éclair carmin qui brouille sa vision. À chaque nouvelle attaque, sa vue baisse de manière

irrémédiable. (...) Comment vivre la «malvoyance» lorsqu'on a 36 ans, comment le parcours de vie est-il modifié ? Quel est le regard du monde extérieur ?» (Rémy Batteault).
(20.00 euros)
ISBN : 978-2-336-00776-2

HANDICAP ET CITOYENNETÉ
Quand le handicap interroge le politique
Bruchon Yves
«Et si le handicap nous aidait à réinventer le lien social ?» La question du handicap est celle de la démocratie ; la question du handicap est, centralement, politique comme en témoigne le fonctionnement de la dialectique droits de l'homme – droits du citoyen dans la problématique du handicap. Sans faire une histoire du handicap et sans prétendre donner des indications pour une politique du handicap, cet ouvrage donne quelques outils pour comprendre.
(18.00 euros, 172 p.)
ISBN : 978-2-296-99831-5, ISBN EBOOK : 978-2-296-51533-8

RECHERCHE (LA) SUR LES CELLULES SOUCHES
Quels enjeux pour l'Europe ?
Altavilla Annagrazia - Préface de Jean-François Mattei ; postface de Adriana Ceci
Les enjeux liés à l'utilisation des cellules souches sur un plan scientifique, éthique, juridique, économique et de société sont nombreux. Ce livre présente l'état le plus actuel des connaissances et des débats éthiques à ce sujet et nous livre l'étendue des évolutions scientifiques et des changements juridiques déterminés par les espoirs placés dans la médecine régénératrice.
(Coll. Ethique et pratique médicale, 57.00 euros, 682 p.)
ISBN : 978-2-336-29022-5, ISBN EBOOK : 978-2-296-51469-0

CLOU (LE) DE GIROFLE EN MÉDECINE BUCCO-DENTAIRE
Gros Gilles - Préface du Docteur Xavier Riaud
Partant du clou de girofle et de ses dérivés, Gilles Gros nous propose un parcours original au sein de l'histoire de l'art dentaire. Par ses réflexions philosophiques, il parvient avec brio à montrer comment les chirurgiens-dentistes se sont de plus en plus éloignés de la magie, de l'empirisme et de la contingence pour s'ancrer définitivement, au XXe siècle, dans l'univers de la rationalité.
(Coll. Médecine à travers les siècles, 13.00 euros, 116 p.)
ISBN : 978-2-343-00068-8, ISBN EBOOK : 978-2-296-51499-7

L'HARMATTAN, ITALIA
Via Degli Artisti 15; 10124 Torino

L'HARMATTAN HONGRIE
Könyvesbolt ; Kossuth L. u. 14-16
1053 Budapest

ESPACE L'HARMATTAN KINSHASA
Faculté des Sciences sociales,
politiques et administratives
BP243, KIN XI
Université de Kinshasa

L'HARMATTAN CONGO
67, av. E. P. Lumumba
Bât. – Congo Pharmacie (Bib. Nat.)
BP2874 Brazzaville
harmattan.congo@yahoo.fr

L'HARMATTAN GUINÉE
Almamya Rue KA 028, en face du restaurant Le Cèdre
OKB agency BP 3470 Conakry
(00224) 60 20 85 08
harmattanguinee@yahoo.fr

L'HARMATTAN CAMEROUN
BP 11486
Face à la SNI, immeuble Don Bosco
Yaoundé
(00237) 99 76 61 66
harmattancam@yahoo.fr

L'HARMATTAN CÔTE D'IVOIRE
Résidence Karl / cité des arts
Abidjan-Cocody 03 BP 1588 Abidjan 03
(00225) 05 77 87 31
etien_nda@yahoo.fr

L'HARMATTAN MAURITANIE
Espace El Kettab du livre francophone
N° 472 avenue du Palais des Congrès
BP 316 Nouakchott
(00222) 63 25 980

L'HARMATTAN SÉNÉGAL
« Villa Rose », rue de Diourbel X G, Point E
BP 45034 Dakar FANN
(00221) 33 825 98 58 / 77 242 25 08
senharmattan@gmail.com

L'HARMATTAN TOGO
1771, Bd du 13 janvier
BP 414 Lomé
Tél : 00 228 2201792
gerry@taama.net

641231 - Février 2016
Achevé d'imprimer par

1livre.com
du rêve à la réalité !